ARCHIV FÜR TIERERNÄHRUNG

BEGRÜNDET VON

ERNST MANGOLD

HERAUSGEGEBEN VON

ANDREAS HOCK und HANS BERGNER

12. BAND

Ausgegeben am 10. 9. 1962

HEFT

2

AKADEMIE-VERLAG · BERLIN

ARCHIV FÜR TIERERNÄHRUNG · 12. BAND NR. 2 · S. 65—118 · BERLIN · 1. Mai 1962

INHALT

Zur Veröffentlichung werden angenommen:

Originalmanuskripte, die in anderen Zeitschriften noch nicht veröffentlicht worden sind und in gleicher Form auch nicht in anderen Zeitschriften erscheinen werden. Der Umfang soll höchstens 1 Druckbogen (16 Druckseiten) betragen. Bei umfangreicheren Manuskripten müssen besondere Vereinbarungen mit den Herausgebern und dem Verlag getroffen werden.
Kurze Originalmitteilungen über wesentliche, neue Forschungsergebnisse. Umfang im allgemeinen höchstens 1 Druckseite. Kurze Originalmitteilungen werden beschleunigt veröffentlicht.
Kritische Sammelberichte nach Vereinbarung mit den Herausgebern.

Manuskriptsendungen sind zu richten an die Herausgeber, Prof. Dr. Andreas Hock und Dr. Hans Bergner, Institut für Tierernährungslehre der Landwirtschaftlich-Gärtnerischen Fakultät der Humboldt-Universität zu Berlin, Berlin N 4, Invalidenstraße 42.
Die Verfasser werden gebeten, ihre Manuskripte zweizeilig mit Schreibmaschine geschrieben, druckfertig einzureichen. Das Institut, aus dem die Arbeit stammt, wird mit dem Namen der Autoren im Titel der Arbeit vermerkt. Wünscht der Autor eine andere Anschrift, so kann sie in einer Fußnote angegeben werden.
Am Schluß des Manuskripts soll der Autor seine Ergebnisse diskutieren und kurz zusammenfassen.
Im Manuskript sind Autorennamen einfach zu unterstreichen. Kursivschrift bitten wir zu unterwellen. Kleindruck wird durch einen senkrechten Strich am Rand gekennzeichnet. Literaturangaben erfolgen im Text mit dem Namen des Autors und dem Jahr der Veröffentlichung, bei mehreren Arbeiten im gleichen Jahr zusätzlich mit a, b, c usw. in der Reihenfolge, wie die Arbeiten im Literaturverzeichnis angeordnet sind, z. B. Meyer (1958a). Im Literaturverzeichnis werden die Arbeiten, alphabetisch nach dem Namen des ersten Autors geordnet, in folgender Weise zitiert: Name, Vorname des Autors (bei Frauen ein Vorname ausgeschrieben), Zeitschrift, Band, Seitenzahl, Jahreszahl.
Abbildungen sind auf das unbedingt Notwendige zu beschränken und dem Manuskript gesondert beizufügen. Hinweislinien, Buchstaben usw. sind nur mit Bleistift einzutragen. Bei Fotografien soll hierfür ein Deckblatt verwendet werden. Der Text zu den Abbildungen wird auf einem besonderen Blatt zusammengestellt.
Die Verfasser erhalten von ihren Beiträgen 50 Sonderdrucke kostenlos. Darüber hinaus können bis zu 100 Sonderdrucke gegen Berechnung bezogen werden. Wir bitten, Bestellungen bei Rückgabe der Korrekturfahnen zu übergeben.

Das Archiv für Tierernährung erscheint jährlich in einem Band zu sechs Heften. Herausgeber: Prof. Dr. Andreas Hock und Dr. Hans Bergner, Institut für Tierernährungslehre der Landwirtschaftlich-Gärtnerischen Fakultät der Humboldt-Universität zu Berlin, Berlin N 4, Invalidenstraße 42, Tel.: 42 00 18. Verlag: Akademie-Verlag GmbH, Berlin W 8, Leipziger Straße 3–4, Tel.: 22 04 41, Telex-Nr.: 011773, Postscheckkonto: Berlin 350 21. Bestellnummer dieses Heftes: 1010/XII/2. Bezugspreis je Heft DM 8,50 zuzüglich Porto und Versandkosten. Veröffentlicht unter der Lizenznummer 5003 des Ministeriums für Kultur. Gesamtherstellung: Druckhaus „Maxim Gorki", Altenburg. ES 22 H.

Aus der Zootechnischen Fakultät, Sofia

NITSCHO IVANOV und RADI GOTEV

Untersuchungen über die außensekretorische Tätigkeit der Bauchspeicheldrüse bei Hühnern

Schon um die Mitte des vorigen Jahrhunderts war es CLAUDE BERNARD [1] gelungen, in einem akuten Versuch die Funktionen der Bauchspeicheldrüse zu untersuchen. Volle Klarheit über die außensekretorische Tätigkeit dieser Drüse bei Säugetieren in Verbindung mit der Verdauung brachte jedoch erst I. P. PAWLOW [9] durch eine neue Untersuchungsmethode im chronischen Versuch.

Angaben über die Bauchspeicheldrüse bei Hühnern liefert STURKIE [5]. Nach diesem Autor läßt sich reiner Pankreassaft nur durch eine Kanüle an der Bauchspeicheldrüse erhalten. Er stellt fest, daß der Pankreassaft sauer reagiert (pH 6) und folgende Fermente enthält: Protease, Amylase, Invertase und Lipase. Die Fermentaktivität des Pankreassaftes steigt bei höherer Temperatur.

Es erwies sich die verdauende Kraft auch beim Pankreas als abhängig vom Futterzustande, wobei die Fütterung offenbar zunächst eine Steigerung und hernach eine gewisse Erschöpfung der Drüsentätigkeit hervorruft (MANGOLD, E., Das Eiweiß in der Geflügelernährung, Berlin 1951).

Während der Abfassung dieser Arbeit gelangte eine andere Abhandlung in unsere Hände, nämlich die noch unverteidigte Doktordissertation des Dozenten I. I. POLJAKOV [10] über die Verdauung beim Huhn. Er findet, daß bei Hühnern und Gänsen die proteolytische Aktivität des Pankreassaftes (im Gemisch mit Galle) ausgeprägter als die lipolytische ist. Außerdem beobachtete er auch eine erhöhte sekretorische Tätigkeit des Pankreas während der Nahrungsaufnahme.

In der Literatur ist keine Methodik zur Gewinnung reinen Pankreassaftes in chronischen Versuchen beim Geflügel beschrieben; auch fehlen Angaben über die Dynamik der sekretorischen Tätigkeit des Pankreas in Abhängigkeit von den Fütterungsbedingungen und manchen Umweltfaktoren. Dies alles gab uns Anlaß, Untersuchungen anzustellen, deren erster Teil die vorliegende Abhandlung darstellt. Die Untersuchungen über den Regulationsmechanismus der sekretorischen Tätigkeit des Pankreas sollen Gegenstand der nächsten Arbeit sein.

Methodik und Material

Die Versuche wurden an 14 etwa 10 bis 12 Monate alten Hähnen der Rassen Plymouth-Rocks und Cornish durchgeführt.

Die Untersuchung der Pankreasfunktionen beim Geflügel ist methodisch insofern recht schwierig, als die zahlreichen anatomischen Besonderheiten beim Geflügel (Vereinigung der Ausführungsgänge des Pankreas mit dem Ausführungsgang der Leber, äußerst kleine Länge und Breite der Ausführungsgänge usw.) es nicht zulassen, die bei Säugetieren angewandten Methoden auch bei Hühnern anzuwenden. Daher fanden sich manche Autoren damit ab, nur dieses gemischte Sekret von Pankreassaft und Galle zu untersuchen und daraus mittelbare Schlüsse auf die physikalisch-chemischen und biolgischen Eigenschaften des Pankreassaftes zu ziehen (POLJAKOV [10]).

Die von uns entwickelte Methode geht von dem Gedanken CLAUDE BERNARDS [1] aus, eine Kanüle in den Ausführungsgang der Drüse einzuführen; hierzu mußte aber vorher eine andere grundsätzliche Frage gelöst werden, nämlich die Reizwirkung an der Anbringungsstelle der Kanüle auf ein Mindestmaß herabzusetzen, weil der reaktive Entzündungsprozeß beim Pankreas stürmisch verläuft und eine Verstopfung des Ausführungsganges hervorruft. Dieses Problem wurde durch Anfertigung von Pankreaskanülen aus Polyvinyl erfolgreich gelöst; sie sind verhältnismäßig weich, biegsam, von geringerer Reizwirkung usw. (Abb. 1). Ihr Durchmesser beträgt 1 mm, ihre Länge 10 cm. Der Vorderteil der Kanüle ist schmäler, mit 2 oder 3 über der Kanülenoberfläche etwas erhabenen konzentrischen Verdickungen, die dazu dienen, daß die Kanüle nach dem Ligieren mit einem Seidenfaden im Ausführungsgang festgehalten wird.

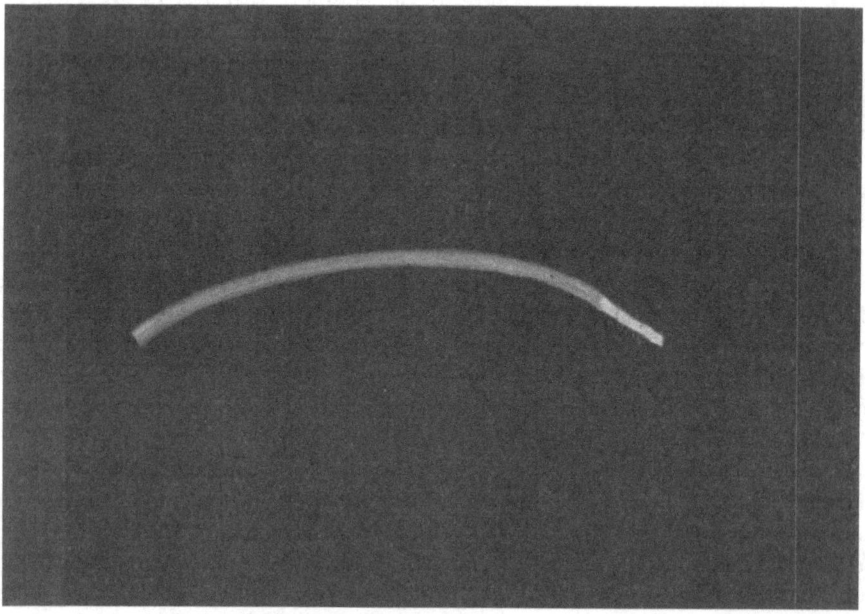

Abb. 1. Pankreaskanüle aus Polyvenyl.

Nach 12stündigem Hungern werden die Tiere auf dem Operationstisch in der Weise fixiert, daß ihre rechte Seite nach oben zu liegen kommt und für den operativen Eingriff zugänglich ist. Die Federn werden an der entsprechenden Stelle herausgezogen und das Operationsfeld mit Jodtinktur desinfiziert. Lateral vom Medialfortsatz des Brustbeins und etwa 3 cm vor der Kloake wird ein 3 bis 4 cm langer Schnitt in die Haut und Muskulatur geführt. Nach manueller Durchreißung des Luftsacks gelangt man zum Zwölffingerdarm, der aus der Schnittöffnung herausgeführt wird. Nach vorsichtigem Abpräparieren wird der Ausführungsgang nahe an seiner Einmündungsstelle in den Darm mit einer scharfen spitzen Schere angeschnitten und dort die Kanüle eingesetzt und dieselbe mit einem dünnen Seidenfaden ligiert (Abb. 2).

Durch eine am rechten Brustmuskel 1 bis 2 cm vor dem operativen Schnitt und seitlich der Christa sterni angebrachte spezielle Öffnung wird die Pankreaskanüle

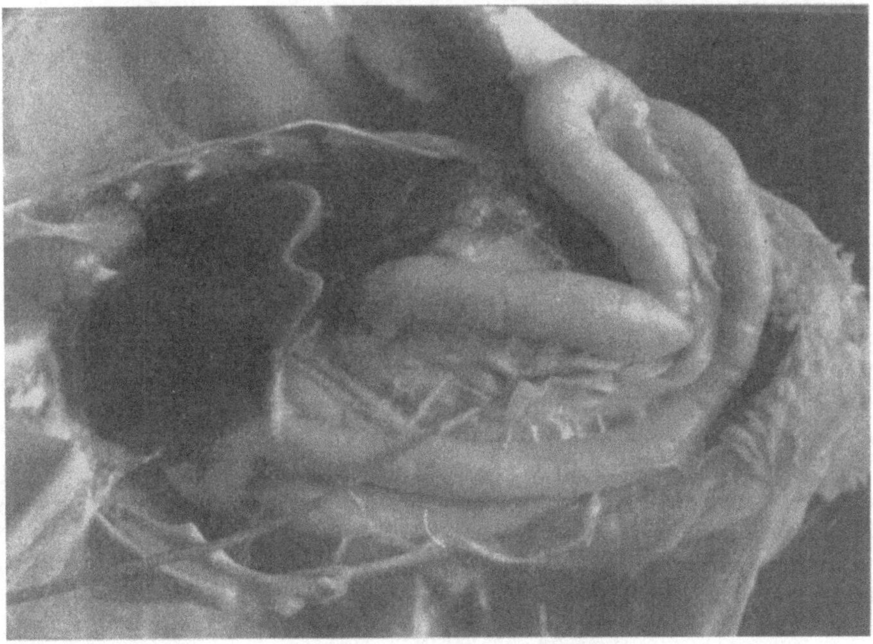

Abb. 2. Lage der Pankreaskanüle.

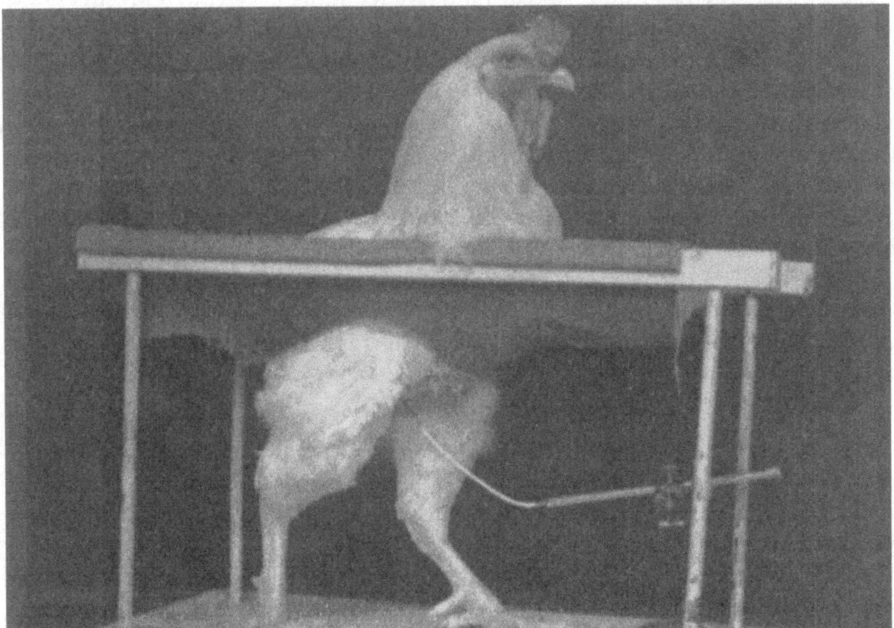

Abb. 3. Fixierung des Tieres mit Pankreaskanüle in einem Spezialgestell.

herausgeführt und die Wunde mittels Etagennaht vernäht. Das freie Ende der Kanüle ragt etwa 2 cm aus dem Körper heraus. Damit das Tier sie nicht herauszieht, wird ihm eine Gummischürze vorgebunden. Die auf diese Weise operierten Tiere vertragen die Operation gut — die Heilung ist 100% — und können ungefähr 1 Monat zum Experimentieren verwendet werden. Zur Gewinnung des sich absondernden Pankreassaftes wird das Tier in ein Spezialgestell fixiert, die Kanüle mittels einer durchsichtigen Polyvinylröhre mit einer 2-mm-Moorschen Pipette verbunden, die zur genauen Bestimmung des Pankreassaftes (mit Genauigkeit bis 0,01 ml) dient (Abb. 3).

Die Versuche werden in zwei Richtungen durchgeführt:

1. Bestimmung der Menge der Pankreassaftabsonderung in Abhängigkeit von der Futteraufnahme, Futtermenge, Fütterungshäufigkeit, Futterart usw.;

2. Untersuchung des Sekretionsniveaus in Abhängigkeit von der Tageszeit (Tag bzw. Nacht) und bei künstlicher Beleuchtung.

Bei jedem Tier wurde zuvor die normale Sekretion und Fermentaktivität in Abhängigkeit vom Zustand des Verdauungsapparates (in hungrigem Zustand und nach Nahrungsaufnahme) bestimmt. Beobachtungsdauer im allgemeinen 10 Stunden.

Als normale Sekretion galt jene, die man bei Verfütterung der üblichen Ration aus Mais, Gerste, Hafer, Schrot und Kleie erhält.

Die Untersuchung des Einflusses der Tageszeit auf die Pankreassaftabsonderung erfolgte in 24stündigen Versuchen bei normaler Fütterung, dagegen des Einflusses der künstlichen Beleuchtung bei Verdunkelung des Raumes während des Tages und künstlicher Beleuchtung während der Nacht.

Zur Feststellung des Einflusses der Futterarten auf die Sekretion und Zusammensetzung des Pankreassaftes wurden die Tiere mit verschiedenen Rationen gefüttert: 1. mit kohlehydratreichen, 2. mit eiweißreichen, 3. mit fettreichen, 4. mit eiweiß- und fettreichen (Sojabohnen) Rationen. Die Übergangsperiode vom einen zum anderen Fütterungsregime umfaßte 4 oder 5 Tage, bei täglicher Beobachtung der Dynamik des Sekretionsprozesses und der Fermentaktibität des Pankreassaftes.

Bei jedem Versuch wurde die Sekretion im Verlaufe von 1 bis 2 Stunden vor und 10 Stunden nach dem Füttern beobachtet und die abgesonderten Pankreassaftportionen in der ersten Stunde alle 10 Minuten, danach jede Stunde untersucht.

Die Bestimmung der Fermentaktivität erfolgte im allgemeinen 1 Stunde nach dem Sammeln des Pankreassaftes, und zwar der Proteaseaktivität nach DIRR [2], der Amylaseaktivität nach WOHLGEMUTH [8] und der Lipaseaktivität nach BONDI [7].

Ergebnisse und Diskussion

Die Pankreassaftabsonderung bei den Hühnern ist ein ununterbrochener Prozeß. Bei leerem Verdauungsapparat ist die Sekretion auf einem verhältnismäßig niedrigen Niveau; die Menge der Pankreassaftabsonderung aus dem vorderen Ausführungsgang schwankt zwischen 0,4 und 0,8 ml/h.

Die Futteraufnahme führt zu einer starken Erhöhung der Sekretion und der Fermentaktivität. Die Latenzzeit der Pankreassaftabsonderung beträgt 5—10 Minuten. Am intensivsten ist die Sekretion in der ersten Stunde nach der Futteraufnahme; ihr Niveau steigt dann auf das Drei- bis Vierfache der Norm. Die aus demselben Ausführungsgang abgesonderte Saftmenge beträgt in der ersten Stunde 1,8—2,85 ml und hält sich auf diesem hohen Niveau bis zum Ende der zweiten oder Anfang der dritten Stunde, um danch wieder herunterzugehen. Um die 7. bis 8. Stunde nach dem Füttern senkt sich die Pankreassaftabsonderung außerordentlich rasch und erreicht in der 9. bis 10. Stunde das Ausgangsniveau.

Die Fermentaktivität steigt ganz erheblich nach der der Futteraufnahme und erreicht ihren höchsten Stand in den ersten Stunden nach der Fütterung: Protease 28—92%, Amylase 25—50%, Lipase 19—36% über der Norm. Sie nimmt dann allmählich wieder ab und normalisiert sich um die 10. Stunde nach der Fütterung. Eine Ausnahme hiervon macht die Proteaseaktivität, die sich um die 4. bis 5. Stunde nach der Futteraufnahme erneut erhöht, um danach endgültig auf den normalen Stand herunterzugehen.

Die sekretorische Tätigkeit der Bauchspeicheldrüse steigt immer, wenn das Tier Futter aufnimmt. Werden die Hühner, anstatt einmal, zweimal in einem Zeitabstand von 4 bis 5 Stunden gefüttert, so tritt eine Erhöhung der Sekretion um 26 bis 33% gegenüber der Norm bei einmaliger Fütterung auf. Gibt man dem Tier z. B. 40 g Brot auf einmal, so sondert es in 10 Stunden durchschnittlich 15,2 ml Pankreassaft ab;

Tabelle 1

Einfluß der auf einmal aufgenommenen Futtermenge auf die Pankreassaftabsonderung (Angaben aus 6 Versuchen)

Futterart und Futtermenge	Vor der Fütterung	Menge des abgesonderten Pankreassaftes in ml/h — Stunde nach der Futteraufnahme										Insgesamt in 10 Stunden
		1.	2.	3.	4.	5.	6.	7.	8.	9.	10.	
40 g Brot	0,40	2,85	2,71	2,75	1,92	1,60	1,56	1,28	1,17	0,86	0,65	17,35
20 g Brot	0,40	2,00	1,91	1,88	1,73	1,70	1,63	1,08	0,68	0,50	0,42	13,53

Tabelle 2

Einfluß der Häufigkeit des Fütterns auf die Pankreassaftabsonderung (Angaben aus 3 Versuchen)

Futtermenge und Häufigkeit des Fütterns	Vor der Fütterung	Menge des abgesonderten Pankreassaftes in ml/h — Stunde nach der Futteraufnahme										Insgesamt in 10 Stunden
		1.	2.	3.	4.	5.	6.	7.	8.	9.	10.	
40 g Brot auf einmal	0,62	2,20	2,05	2,00	1,84	1,68	1,42	1,40	1,22	0,85	0,55	15,21
40 g Brot in 2 Gaben von je 20 g mit 5 Stdn. Zeitabstand	0,56	2,38	2,05	1,88	1,82	1,70	2,20	2,14	2,06	1,94	1,76	19,93

gibt man dieselbe Menge jedoch in zwei Gaben von je 20 Gramm, so steigt die Sekretion auf 19,9 ml oder um 27,8% der Norm.

Das Niveau der Pankreassaftabsonderung hängt auch von der aufgenommenen Futtermenge ab. Die mengenmäßig größere Ration verursacht eine größere und zudem länger anhaltende Erhöhung der Sekretion (Tab. 1). In den Fällen, wo das Ausgangsniveau der Pankreassaftabsonderung hoch ist (Tab. 2), ist dieser Unterschied kleiner oder fast ausgeglichen, wobei aber die Dauer der erhöhten Sekretion sich nicht verändert. Wie die Angaben in Tab. 1 zeigen, hält die erhöhte Sekretion in dem ersten Fall kürzere Zeit an; sie normalisiert sich um die 8. Stunde, dagegen im zweiten Fall um die 10. Stunde. Bei Aufnahme von 40 g anstatt 20 g Brot ist die Sekretion innerhalb von 10 Stunden durchschnittlich um 22,2% höher.

Die Absonderung und die Fermentaktivität des Pankreassaftes werden von der Futterart beeinflußt. In unseren in dieser Richtung geführten Versuchen wurden verschiedenartige Futtermittel angewandt: 1. kohlehydratreiche, 2. eiweißreiche, 3. fettreiche, 4. eiweiß- und fettreiche Futtermittel.

Werden 50% des Rationenbestandes durch Kasein ersetzt, so beobachtet man um die 3. Stunde nach der Futteraufnahme eine leichte Erhöhung (12 bis 16%) der sekretorischen Tätigkeit des Pankreas, die bis zum Ende der 10. Stunde anhält (Diagramm 1).

Erhebliche Veränderungen treten aber in der Fermentaktivität, insbesondere in der Proteaseaktivität des Pankreassaftes ein, während die Amylase- und die Lipaseaktivität fast unverändert bleiben.

Kasein stimuliert die Fermentaktivität in höherem Maße als die anderen Futterstoffe. Demzufolge ist bei Verfütterung von Kasein die Pankreassaftabsonderung und die Fermentaktivität besonders hoch. So betrug z. B. die Proteaseaktivität bei Fütterung der Versuchstiere mit normalen Rationen 0,940 E nach Dirr; bekamen dieselben Tiere aber Rationen, die 50% Kasein enthielten, so stieg die Proteaseaktivität ihres Pankreassaftes auf 1,454 E nach Dirr.

Die Fette regen die Pankreassaftabsonderung nicht an. Die in dieser Richtung durchgeführten Versuche, in denen 50% der Ration durch Fette (Speiseöl) ersetzt wurden, zeigen, daß sich die Sekretion unter dem Einfluß der Fette nicht verändert. Nach der ersten Stunde der Verabreichung einer derartigen Ration ist die Sekretion gesenkt, erreicht aber sehr bald wieder den normalen Stand.

In der Fermentaktivität verändert sich unwesentlich nur die Aktivität der Lipase. Diese Veränderung zeigt einen recht charakteristischen Verlauf: nach der ersten Stunde erhöht sich die Lipaseaktivität wie nach der Verabreichung anderer Futterstoffe; eine ebensolche Erhöhung tritt auch nach der 5./6. Stunde ein, die sich um die 10. Stunde aber nicht normalisiert, sondern weiter anhält.

Besonders charakteristisch ist die Veränderung der Pankreassaftabsonderung bei Verabreichung eiweiß- und fettreichen Futters. Diese natürliche Vereinigung dieser beiden Futterbestandteile finden wir in der Sojabohne. So wurden zunächst 50%, dann 65% und schließlich 80% der Ration durch Sojabohnen ersetzt.

Die charakteristischen Veränderungen löste die Ration mit 80% Sojagehalt aus. Schon in der ersten Stunde nach Verfüttern dieser Ration beobachtete man eine sehr erhöhte Sekretion, die unvermindert bis zur 8. Stunde (anstatt bis zur 3. Stunde, wie bei den anderen Futtermitteln) anhielt. Die Menge des abgesonderten Pankreas-

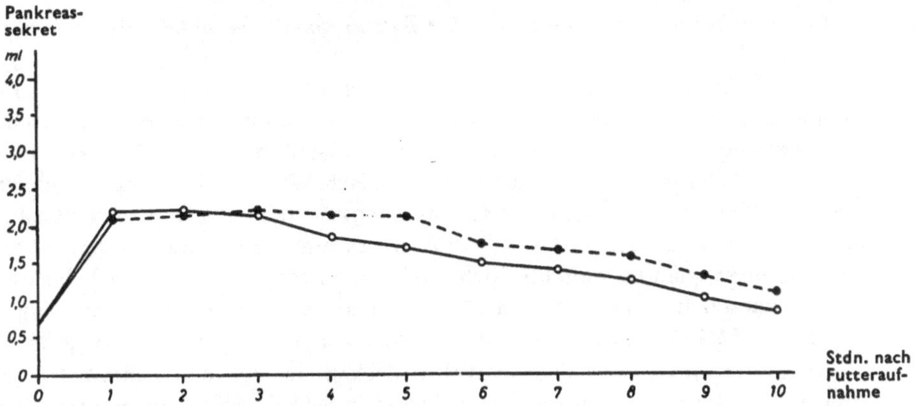

Diagramm 1. Einfluß eines 50%igen Anteiles von Kasein in der Futterration auf die Pankreassekretion

○——○ : Normalration; •---• : Kaseinration.

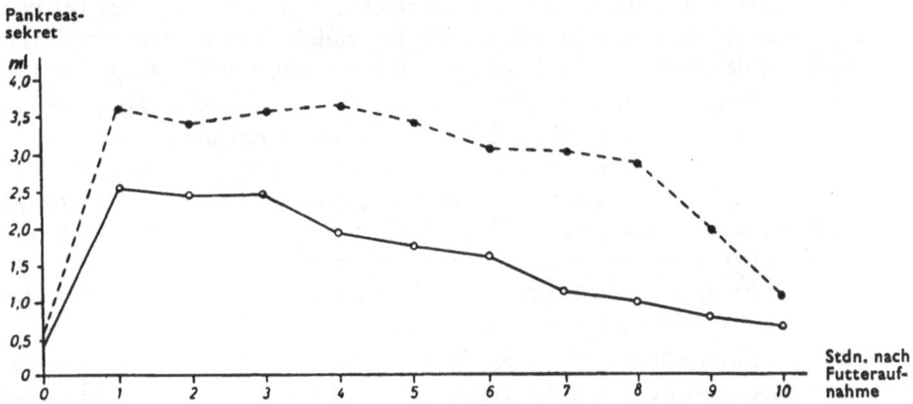

Diagramm 2. Einfluß eines 80%igen Anteiles von Sojabohnen in der Futterration auf die Pankreassekretion

○——○ : Normalration; •---• : Sojabohnenration.

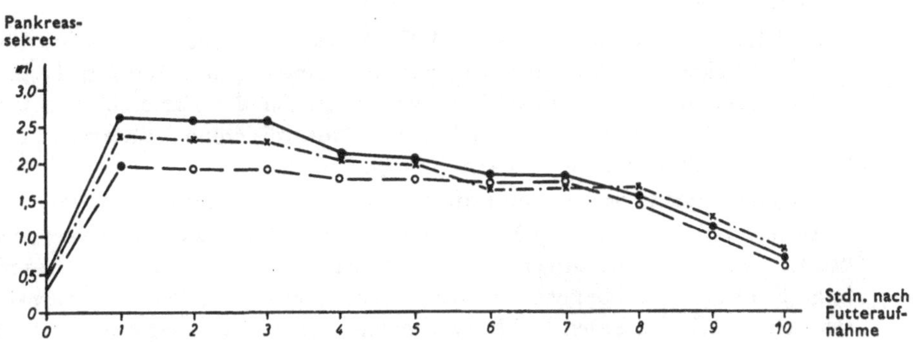

Diagramm 3. Einfluß der Lichtverhältnisse auf die Sekretionsdynamik des Pankreas

•——• : Tageslicht; ·—×—·—·—× : künstliche Beleuchtung; ○--○--• : Nacht.

saftes stieg bei 80% Sojabohnen in der Ration von 16,04 ml auf 30,11 ml, d. h. um 87,8% (Diagramm 2).

Eine derartige erhöhte Sekretion beobachtet man nicht nur, wenn man Rationen mit Sojabohnen verfüttert, sondern auch dann, wenn man Sojamehl eine Nacht auswässert und dann das Wasser, anstatt der Sojabohnen, gibt. Die Erhöhung der Sekretion beträgt in diesen Fällen 26,1%. Nach WILLCOX [6] wirkt ein derartiger wäßriger Sojaauszug stimulierend auf das Wachstum der Hühner. Sehr wahrscheinlich ist dieser Effekt das Resultat einer erhöhten sekretorischen Tätigkeit der Drüsen des Verdauungsapparates, einschließlich und vor allem der Bauchspeicheldrüse. Die Fermentaktivität verändert sich entsprechend: die Proteaseaktivität steigt von 0,926 E auf 1,174 E nach DIRR und die Lipase von 54,5 ml auf 63,5 ml$^1/_{10}$h NaOH.

Diese von uns gewonnenen Angaben decken sich mit den von LYMAN [3] bei Ratten erhaltenen Ergebnissen, deren Ration zu 50% durch Sojamehl ersetzt worden war. Er beobachtete ein allmähliches Ansteigen der Proteaseaktivität mit Maximum, das bis zur 6. Stunde nach der Futteraufnahme anhielt.

Schließlich führten wir auch Versuche durch zur Klärung der Sekretionsdynamik des Pankreas in Abhängigkeit vom Tagesverlauf und der künstlichen Beleuchtung. Ein Versuch dauerte volle 24 Stunden bei vollkommen konstantem Fütterungsregime. Die entsprechenden Ergebnisse sind in Diagramm 3 wiedergegeben.

Das Niveau der Pankreassaftabsonderung ist bei hungrigen Tieren des Nachts um 50% niedriger als am Tage unter den gleichen Bedingungen. Mit Anbruch des Tages erhöht sich die Sekretion von neuem und erreicht die Tagesnorm.

Wenn das Tier des Nachts Futter aufnimmt, erhöht sich die Sekretion gesetzmäßig nach der ersten Stunde wie am Tage, doch ist diese Erhöhung um 24,5% niedriger als die Tagesnorm unter den gleichen Bedingungen.

Veränderungen in der Fermentaktivität des Pankreassaftes zu den verschiedenen Tages- und Nachtstunden sind nicht feststellbar.

Recht zweckmäßig erschien es, Versuche zur Feststellung des Niveaus der Pankreassaftabsonderung und der Fermentaktivität des Pankreassaftes bei künstlicher Beleuchtung durchzuführen, denn diese Maßnahme wird ja in der praktischen Hühnerzucht angewandt, so daß es von Interesse ist, festzustellen, wie sich die künstliche Beleuchtung auf die Sekretion einer so wichtigen Drüse, wie es die Bauchspeicheldrüse ist, auswirkt.

Bei künstlicher Beleuchtung (mit 20 W/m^2) beobachtet man des Nachts dieselbe Gesetzmäßigkeit im Zusammenhang mit der Futteraufnahme wie am Tage, d. h. erhöhte Sekretion, deren Höhe aber etwas hinter der der Tagessekretion zurückbleibt. Bezeichnend ist nur, daß sich die für die Normalisierung der Sekretion charakteristische 10. Stunde in die späteren Stunden verlegt.

Veränderungen in der Fermentaktivität sind auch hier nicht feststellbar.

Aus den obigen Angaben geht deutlich hervor, daß die Pankreassaftabsonderung bei Hühnern denselben allgemeinen Gesetzmäßigkeiten wie bei den Säugetieren folgt. Ein Unterschied besteht nur darin, daß die Fermentaktivität des Pankreassaftes sich schon nach den ersten 15 bis 20 Minuten nach der Nahrungsaufnahme erhöht und in der ersten Stunde ihren höchsten Stand erreicht, während dies bei den Säugetieren erst in den späteren Stunden der Fall ist.

Was die Sekretionsdynamik der Bauchspeicheldrüse in Abhängigkeit von der Futteraufnahme, Futterart, Fütterungshäufigkeit usw. anbelangt, so sind in dieser Beziehung keine besonderen Unterschiede zwischen Hühnern und Säugetieren feststellbar.

Zusammenfassung

1. Die Verfasser haben eine Methodik ausgearbeitet, die es gestattet, Pankreassaft bei Hühnern im chronischen Versuch zu erhalten.

2. Es wurde die Höhe der Pankreassaftabsonderung in Abhängigkeit von der Futteraufnahme, Futtermenge, Fütterungshäufigkeit usw. untersucht und folgendes festgestellt:

a) Die Futteraufnahme verursacht eine starke Erhöhung der Sekretion und der Fermentaktivität des Pankreassaftes. Den höchsten Stand zeigt die Sekretion in der ersten Stunde nach der Futteraufnahme (Erhöhung um das 3—4fache gegenüber der Norm). Die Fermentaktivität steigt wie folgt: Proteaseaktivität um 28—92%, Amylaseaktivität um 25—50%, Lipaseaktivität um 19—36%.

b) Das Niveau der Pankreassaftabsonderung ist von der Häufigkeit der Futteraufnahme abhängig. Wird eine normale Ration in zwei Gaben mit einem Zeitabstand von 4—5 Stunden verabfolgt, so erhöht sich die Sekretion um 26—33%.

c) Die sekretorische Tätigkeit der Bauchspeicheldrüse hängt von der aufgenommenen Futtermenge ab: je größer letztere ist, um so intensiver ist die Sekretion.

d) Die sekretorische Tätigkeit der Bauchspeicheldrüse hängt auch von der Futterart ab. Die Eiweißstoffe führen zu einer erhöhten Proteaseaktivität, die Fette zu einer erhöhten Lipaseaktivität und die Kohlehydrate zu einer erhöhten Amylaseaktivität.

Von besonderer Wirksamkeit auf die Pankreassaftabsonderung ist die Sojabohne und ihr dekantiertes Mazerat. Hier dürften wohl auch andere, unbekannte Faktoren eine Rolle spielen.

e) Das Niveau der Pankreassaftabsonderung ist des Nachts niedriger. Bei künstlicher Beleuchtung erhöht es sich, erreicht aber nicht das Tagesniveau; die Fermentaktivität bleibt dabei unverändert.

Literatur

[1] CLAUDE BERNARD, zitiert nach Soula: Precis de Physiologie, Paris, 1953
[2] DIRR, zitiert nach K. Čilov: Klinisches Laboratorium, 1959 (bulg.)
[3] LYMAN, R.: B. u. G. Physiol. u. Exp. Pharm., 1958, 195, 2, 142
[4] MANGOLD, E.: Das Eiweiß in der Geflügelernährung, Berlin, 1951
[5] STURKIE, D.: Avian Physiology, New York, 1954
[6] WILLCOX: Poultry Science, 1961, Bd. 1
[7] BONDI: zitiert nach Poltyrev: Praktische Anleitung der Physiologie der Tiere, Moskau, 1937 (russ.)
[8] WOHLGEMUTH, zitiert nach Poltyrev: Praktische Anleitung der Physiologie der Tiere, Moskau, 1937 (russ.)
[9] PAWLOW, I. P.: Ausgewählte Werke, Moskau, 1949 (russ.)
[10] POLJAKOV, I. I.: Die Verdauung beim Huhn, Selbstreferat zur Doktordissertation, Moskau, 1961 (russ.)

Deutsche Akademie der Landwirtschaftswissenschaften zu Berlin
Institut für Tierzuchtforschung Dummerstorf b. Rostock

B. PIATKOWSKI

Untersuchungen über den Stoffwechsel an hochleistenden Kühen während der Trockenperiode und Laktation. I. Mitteilung Proteinstoffwechsel*

I. Einleitung und Problemstellung

Durch planvolle Selektion und Kombination von Eigenschaftsmerkmalen wird versucht, die Grenze des Leistungsvermögens der Tiere so weit nach oben zu verlegen, wie es biologische und ökonomische Gesichtspunkte als richtig erscheinen lassen. Die Ausnutzung dieser vorhandenen Anlagen hängt jedoch weitgehend von der Nährstoffversorgung in quantitativer und qualitativer Hinsicht ab.

Aufgabe einer vollwertigen Fütterung hoch veranlagter Kühe ist es daher, das Leistungsvermögen auszuschöpfen und eine regelmäßige Fruchtbarkeit sowie eine vertretbare Langlebigkeit zu gewährleisten. Dies kann erreicht werden, wenn der Bedarf an Nährstoff- und Mineralstoffmengen und das Verhältnis der einzelnen Komponenten zueinander bekannt ist, um einen möglichst ausgeglichenen Ernährungshaushalt herbeizuführen. Als RICHTER, BECKER und Mitarbeiter [18] die Untersuchungen an hochleistenden Kühen aufnahmen, wurde u. a. die Frage laut, inwieweit solche Tiere über ein Ernährungsgleichgewicht im Verlaufe der Laktation verfügen. Inzwischen ist durch die grundlegenden Untersuchungen von LENKEIT und Mitarbeitern [11, 12, 13, 14] nachgewiesen worden, daß ein Gleichgewicht nicht allein von der Leistung und der Nährstoffzufuhr, sondern auch vom Zyklus der Gravidität und Laktation abhängt. Diese Ergebnisse wurden an Sauen gezeitigt, doch auch an anderen Säugetieren (Ratte, Hund, Mensch) konnten ähnliche Zusammenhänge festgestellt werden [15].

Aus den genannten Untersuchungen von LENKEIT u. a. geht hervor, daß die Intensität der Ernährung während der Gravidität einen deutlichen Einfluß auf die Höhe der Bilanz bei beginnender Laktation ausübt. So bewirkte eine verstärkte Nährstoffzufuhr in der Trächtigkeit eine „Superretention" und nach der Geburt eine sog. „negative Überschußbilanz", die von den Autoren als ein Zeichen physiologisch richtiger „Vorbereitung" gewertet wird. Das Eintreten in die „Retentions"- und die „Ausscheidungsphase" ist an einen hormonalen Regelkreis gebunden. Diese Tatsache gilt es also zu berücksichtigen, wenn Versuchsergebnisse gedeutet und Nährstoffanforderungen festgelegt werden. Während für Schweine und auch für Ziegen [7, 8] Untersuchungen in diesem Zusammenhang bereits vorliegen, stehen sie für das wichtigste landwirtschaftliche Nutztier, das Rind, noch aus.

Wenn im folgenden den letzten 2 Monaten der Gravidität (Trockenperiode) und den ersten 2—3 Monaten der Laktation verstärkte Aufmerksamkeit geschenkt wird, geschieht es deshalb, weil es sich um den wichtigsten und interessantesten Abschnitt im Zyklus handelt. Gerade in diesem Zeitraum unterliegen die Gesundheit des Muttertieres und des Kalbes sowie die Funktionstüchtigkeit des Geschlechtsapparates und die Milchleistung der größten Beeinflussung durch die Ernährung, in der wiederum das Rohprotein eine bedeutende Rolle spielt.

* Auszug aus der gleichnamigen Habilitationsschrift (Landw. Fak. Rostock)

Die Angaben der Literatur über den Rohproteinbedarf während der Trockenperiode gehen beträchtlich auseinander. In der folgenden Übersicht sind daher verschiedene Bedarfsempfehlungen zusammengestellt worden (verdauliches Rohprotein pro Tier und Tag zusätzlich zum Erhaltungsbedarf).

Autor	Trächtigkeitsabschnitt	
	8. Monat	9. Monat
MØLLGAARD (1949)*	70 g	70 g
KELLNER	75 g	75 g
HANSEN LARSEN (1951)*	90 g	135 g
BREIREM (1954)*	100 g	150 g
HOJE und TILREM (1951)*	130 g	195 g
LENKEIT (1953)	160 g	310 g
JAKOBSEN (1956)	140 g	250 g (275—330 g für letzte 14 Tage)
National Res. Council (1956)	270 g	270 g
RICHTER und BECKER (1952)	500 g	500 g
DLG-Norm (1960)	550 g	550 g

* nach JAKOBSEN [6]

Hieraus erkennen wir, daß die Angaben zwischen 70 und 550 g verdaulichem Rohprotein zusätzlich zum Erhaltungsbedarf schwanken, wobei die Vermutung naheliegt, daß die niedrigen Bedarfsangaben für Tiere mit geringer Leistung zutreffen. Die wohl umfangreichsten Untersuchungen stellte JAKOBSEN [5, 6] an Zwillingsfärsen an. Die Frage, inwieweit die erhaltenen Werte auch für hochleistende Tiere zutreffen, bleibt in diesen Untersuchungen unbeantwortet, da der N-Ansatz in der Milchdrüse nicht zuletzt auf Grund der höheren Leistung erheblich schwankt. Man nimmt an, daß er im letzten Abschnitt der Gravidität höher liegt als im Uterus (JAKOBSEN [6]). Tatsächlich gelangten RICHTER und BECKER [19] bei Hochleistungstieren zu höheren Bedarfsempfehlungen. Die Untersuchungen über den Eiweißstoffwechsel während der Gravidität an Kühen wurden bislang ohne Einbeziehung der folgenden Laktation durchgeführt und somit die Auswirkungen des unterschiedlichen Ernährungsniveaus im Stoffwechselgeschehen des Tieres nicht geprüft.

In den eigenen Untersuchungen sollte daher an hochleistenden Kühen geprüft werden,

1. wie hoch die N-Retention in der Trockenperiode („Speicherungsphase") ist und
2. welchen Einfluß eine unterschiedliche Zufuhr während der Trockenperiode auf den Verlauf der Bilanz nach dem Abkalben und auf die Milchleistung nimmt.

Zu diesem Zweck wurden langfristige Stoffwechselversuche aufgenommen, die die Trockenperiode, die folgende Laktation, die sich anschließende Trockenperiode und die beginnende Laktation umfaßten.

II. Versuchsanlage, Versuchsmethodik und Versuchsdurchführung

1. Versuchstiere

Für die genannte Fragestellung war es erforderlich, gleichaltrige und unter gleichen Bedingungen aufgezogene Kühe heranzuziehen. Es wurden daher folgende

Tiere der Rasse schwarzbuntes Niederungsrind aus der hiesigen Institutsherde ausgewählt:

Stall-Nr.	im Versuch	geb.	Gewicht* kg	305-Tages-Leistung Milch	Fett %	1958 Fett kg
645	A	9. 8. 54	725	2895	4,46	129
621	B	16. 8. 54	613	4634	4,34	201
651	C	17. 11. 54	606	4788	4,62	221
623	D	5. 8. 54	566	3304	4,54	150
535	E	14. 5. 51	606	4663	4,22	197

* bei Versuchsbeginn

Die Kühe A, B, C und D stammten vom selben Vatertier ab. Es wird ersichtlich, daß die Kühe A und D im Vergleich zu den anderen niedrigere Leistungen zu verzeichnen hatten.

2. Haltung der Tiere und Trennung von Kot und Harn

Die Tiere wurden in Stoffwechselständen (Holzpritschen mit Gummibelag) gehalten. Im Vorversuch erhielten sie in einem an den Stall grenzenden unbewachsenen Auslauf stundenweise Bewegungsmöglichkeit. Die Trennung von Kot und Harn erfolgte mit Hilfe des Møllgaardschen Urinals. Über die Versuchstechnik wird in einer weiteren Mitteilung berichtet werden.

3. Sammelproben und Analysen

Die Dauer der Sammelperiode wurde auf 10 Tage, während der Trockenperiode und beginnenden Laktation auf 5—7 Tage bemessen. Nach sorgfältigem Mischen wurden je $^1/_{50}$ der Tagesmenge von Kot, Harn und Milch als Sammelproben im Kühlschrank (+1 bis +2°C) aufbewahrt. Der Kot wurde mit etwas Chloroform, der Harn mit Schwefelsäure und die Milch mit einem in Molkereien bewährten Sublimat konserviert. Die Bestimmung des Kot-N erfolgte aus der frischen Substanz. Es zeigte sich nämlich, daß bei einer Trocknungstemperatur von 65°C mit Luftumwälzung 5%, in einem gebräuchlichen Labortrockenschrank 9—13% vom Kot-N verlorengehen. Die Untersuchung der Futterstoffe und Fäces erfolgte nach dem gebräuchlichen Weender Verfahren.

4. Futterstoffe

Eine wesentliche Voraussetzung für die Durchführung langfristiger Stoffwechselversuche bildet die Bereitstellung gleichmäßiger Futterstoffe und -mengen. Als Rauhfutter wurde ein im hiesigen Trockenwerk (Rema-Rosin-Schnellumlauftrocknung) getrocknetes Grünfutter verwendet. Während der Trockenperiode der Versuchskühe gelangte künstlich getrockneter Grünroggen, der von einer Fläche stammte und an einem Tag geerntet wurde, zur Verfütterung. Während der Laktation erhielten die Tiere künstlich getrocknetes Weidegras oder künstlich getrocknetes Landsberger Gemenge. Trockenschnitzel, Extraktionsschrote und Mineralstoffgemisch wurden für die gesamte Versuchsdauer auf dem hiesigen Speicher eingelagert, Kleien und Getreide nach der neuen Ernte einmal gewechselt. Die verwendeten Futterrüben sind vor ihrer Verfütterung besonders im Hinblick auf die durchzuführenden Mineralstoffbilanzen gründlich von anhaftender Erde gesäubert worden. Zwischen den beiden Jahren 1958 und 1959 traten deutliche Unterschiede im Tr.-S.-Gehalt der Rüben auf; er betrug im 1. Prüfungsjahr 7–8%, im 2. (Trockenjahr) 15–16%. Die chemische Zusammensetzung der einzelnen Futterstoffe (bezogen auf 100 g Tr.-S.) ist aus der Tabelle 1 zu ersehen. Es handelt sich hierbei um Durchschnittswerte von Bestimmungen, die für jeden Hauptversuch durchgeführt werden.

Tabelle 1. Chemische Zusammensetzung der Futterstoffe

	Gras künstl. getr.	Grünroggen künstl. getr.	Landsberger Gemenge k. g.	F-Rüben		Trock.-schnitzel	Troblako
				1958/59	1959/60		
Org. S.	91,52	93,32	92,32	88,58	92,02	96,20	88,22
Rohprotein	14,36	13,55	14,95	11,64	10,22	9,53	10,58
Rohfett	3,02	4,47	4,23	0,58	0,58	0,89	1,40
Rohfaser	25,88	25,83	26,69	9,67	5,08	19,56	12,43
N.-fr.-E.	48,46	49,47	45,40	66,69	75,65	66,23	63,82
Rohasche	8,48	6,68	7,68	11,42	7,98	3,80	11,78
Calcium	0,69	0,64	0,90	0,32	0,40	0,60	1,26
Phosphor	0,34	0,28	0,31	0,24	0,19	0,08	0,45

	Haferschrot		Weizenkleie		Soja-extraktionsschrot	Erdnuß-extraktionsschrot	Mineralstoffgemisch
	1958/59	1959/60	1958/59	1959/60			
Org. S.	96,93	97,05	94,07	94,68	94,01	92,28	26,39
Rohprotein	12,04	16,22	17,81	18,05	52,18	55,98	2,51
Rohfett	5,29	5,33	5,20	4,94	1,16	0,92	1,06
Rohfaser	12,56	9,39	10,93	8,81	6,85	7,82	—
N.-fr.-E.	67,04	66,11	60,13	62,88	33,82	29,47	22,82
Rohasche	3,07	2,95	5,93	5,32	5,99	7,82	73,61
Calcium	0,17	0,24	0,25	0,41	0,42	0,23	23,90
Phosphor	0,36	0,44	1,16	1,02	0,65	0,63	3,02

(Angaben bezogen auf 100 g Tr.-S.)

5. Versuchsdurchführung

Die Ausführung der Versuche fand in den Jahren 1958/60 statt und umfaßte aufeinanderfolgend die Trockenperiode, die gesamte Laktation, die folgende Trokkenperiode und beginnende Laktation. Dieser Turnus konnte bei den Kühen A, B und C eingehalten werden, wobei das Tier B nach dem 2. Abkalben infolge von Festliegen aus dem Versuch genommen werden mußte. Kuh E wurde im Verlaufe der Laktation infolge eines nicht termingerechten Trächtigwerdens durch das bereits vorher geprüfte Tier D ersetzt. Das rechtzeitige Erkennen der Brunst gestaltete sich nämlich dann besonders schwierig, wenn die Tiere im Stoffwechselgeschirr standen.

Wie schon in der Problemstellung erwähnt wurde, galt es, den Einfluß verschieden hoher Nährstoffgaben während der Trockenperiode auf den N-Ansatz und weiterhin die Auswirkungen dieser unterschiedlichen Fütterung auf die Verhältnisse der folgenden Laktation zu prüfen.

In der Trockenperiode 1958/59 erhielten die Kühe A und B eine Nährstoffmenge für die Produktion von 16—18 kg Milch, die Kühe C und E eine solche für 5—6 kg Milch.

Für die Milchproduktion sind allen Kühen die Nährstoffmengen verabreicht worden, wie sie die z. Z. gültigen Bedarfsnormen empfehlen [4]. Das gleiche Versuchsschema galt auch für die Trockenperiode 1959/60, nur wurde hier die 60 Tage-Trokkenzeit in 3 gleiche Abschnitte unterteilt und Kuh A und B entsprechend einer Milchleistung von 5, 10 und 15 kg, Kuh C und D nach 5, 5 und 10 kg gefüttert.

Im Verlaufe der Laktation wurden die Kühe in den Monaten Juni und Juli versuchsmäßig gehalten und gefüttert, doch sind aus technischen Gründen keine Sammelperioden (Kot und Harn) durchgeführt worden. Die Tiere kalbten beide Jahre im Versuchsstand ab und blieben im allgemeinen bis zum Zeitpunkt des Abkalbens (1—2 Stunden vorher) im Geschirr.

III. Versuchsergebnisse

1. Während der Trockenperiode

Aus dem Versuchszeitraum 1958/59 liegen die Ergebnisse von 5 hochträchtigen Tieren vor. Wie bereits erwähnt, erhielten die Kühe A und B eine Proteinmenge für eine Milchleistung von 16—18 kg (A_1 A_2 B_1), C und E für 5—6 kg (vgl. Versuche C_1 — C_3 und E_1 — E_3) und D für 8—10 kg (vgl. D_1 — D_5) in der Tagesration. Den gefundenen N-Ansatz und die Verwertung enthält Tabelle 2.

Tabelle 2. Der N-Ansatz während der Trockenperiode 1958/59

Tier und Versuch	Wochen vor Kalbung	N in g						Verwertung in %
		im Futter	im Kot	verdaut	im Harn	für Produktion	Ansatz	
A_1	5	262,10	80,96	181,14	151,86	128,34	+29,28	22,8
A_2	1	266,81	84,60	182,21	117,62	129,81	+64,59	49,8
B_1	1	277,93	89,64	188,29	133,23	140,29	+55,06	39,3
C_1	6	164,09	61,44	102,65	80,14	54,65	+22,51	41,2
C_2	4	163,50	59,60	103,90	74,00	55,90	+29,90	53,5
C_3	2	157,80	59,60	98,20	62,90	50,20	+35,30	70,3
D_1	6	231,90	83,34	148,56	116,40	100,56	+32,16	32,0
D_2	5	231,95	83,02	148,93	111,93	100,93	+37,00	36,7
D_3	4	229,82	80,32	149,50	110,40	101,50	+39,10	38,5
D_4	2	236,19	81,23	154,96	108,23	106,96	+46,73	43,7
D_5	1	236,19	87,60	148,59	96,43	100,59	+52,16	51,9
E_1	9	163,50	59,44	104,16	90,62	56,16	+13,54	24,1
E_2	6	169,30	67,19	102,11	75,76	54,11	+26,35	48,7
E_3	3	157,92	56,75	101,17	71,89	53,17	+29,28	55,3

Unterzieht man zunächst die Ergebnisse der Tiere A, B, C und E einer vergleichenden Betrachtung, so läßt sich ein Einfluß des Ernährungsniveaus auf den Ansatz nicht entnehmen, obgleich die für C und E festgestellte Retention äußerst niedrig liegt. Hierbei ist jedoch zu berücksichtigen, daß es sich bei A und B (hohe Rohproteingabe) im Gegensatz zu C und E um die letzte Trächtigkeitswoche handelt. Andererseits zeigen die Ergebnisse von Versuch A_1 (29,28 g N) und E_2 (26,35 g N) 5 bzw. 6 Wochen vor dem Abkalbetermin eine annähernde Übereinstimmung.

Ein wesentlich höherer N-Ansatz ist in den ersten Wochen der Trockenperiode bei Kuh D (D_1 – D_5) zu verzeichnen, eine Tatsache, die auch den Ergebnissen des Jahres 1959/60 bei allen Tieren zu entnehmen ist, und, wie noch zu erläutern sein wird, mit dem Geburtsgewicht des Kalbes im Zusammenhang steht. Die prozentische Verwertung von N hängt naturgemäß von der Höhe der N-Gabe ab. Nach Jakobsen [5, 6] ist anzunehmen, daß die Verwertung eine ähnliche Höhe wie bei der Milchproduktion erreicht, die 55% (60 g verdauliches Rohprotein für 34 g Milcheiweiß) betragen soll. Dieses Ergebnis wird nicht erhalten, wenn die Tiere besonders in den ersten Wochen der Trockenzeit intensiv vorbereitet werden, wie es bei den Kühen A und B der Fall ist.

Die Verwertung übersteigt die festgelegte Grenze mit 70% bei C_3; 100 g verdaulicher N sind folglich in diesem Fall als unterste Grenze der Zufuhr anzusehen. Im Versuch D_5 wird trotz des Angebotes von 148 g verdaul. N noch eine Verwertung von 51,9% und bei A_2 mit 182 g N in der Ration eine solche von 49,8% in den letzten Tagen der Gravidität erzielt.

Im Jahre 1959/60 wurde versucht, die Verwertung besonders in den ersten Wochen günstiger zu gestalten (Tab. 3), was bis auf Versuch A_{13} auch gelang.

Tabelle 3. Der N-Ansatz während der Trockenperiode 1959/60 (60–40 Tage vor dem Kalben)

Tier und Versuch	Wochen vor Kalbung	N in g						Verwertung in %
		im Futter	im Kot	verdaut	im Harn	für Produktion	Ansatz	
A_{12}	9	161,87	66,77	95,10	74,24	42,30	+20,86	49,3
A_{13}	6	211,12	77,21	133,91	104,51	81,11	+29,40	36,3
B_{11}	8	156,84	63,71	93,14	62,45	45,14	+30,69	68,0
C_{12}	8	165,07	61,10	103,97	73,96	55,97	+30,01	53,6
D_{10}	7	156,46	58,39	98,07	70,85	50,07	+27,22	54,4

In diesem ersten 20-Tage-Abschnitt liegt die tägliche Retention zwischen 27–30 g N. Noch außerhalb dieses Zeitraumes konnte im Versuch A_{12} ein N-Ansatz von 20,86 g gefunden werden.

Kontinuierlich vollzieht sich im 2. Prüfungsabschnitt (40–20 Tage vor dem Kalben) die verstärkte N-Ablagerung. Die erhaltenen Werte zeigen untereinander und zu denen der vorhergehenden Tabelle eine gute Übereinstimmung, obgleich das Nährstoffangebot (vgl. Abb. 5–9) unterschiedlich war. So erhielten Kuh C_{13} und D_{11} lediglich Heu, Rüben und Trockenschnitzeln, die anderen hingegen Zusätze an Extraktionsschroten. Beim Versuch C_{14} ist bemerkenswert, daß trotz einer Proteinzulage die Retention nur unbedeutend anstieg; das zusätzliche Eiweiß wurde

Tabelle 4. N-Ansatz während der Trockenperiode 1959/60
(40—20 Tage vor dem Kalben)

Tier und Versuch	Wochen vor Kalbung	N in g						Verwertung in %
		im Futter	im Kot	verdaut	im Harn	für Produktion	Ansatz	
A_{14}	3	262,84	89,03	173,81	139,18	121,01	+34,63	28,6
B_{12}	5	207,22	66,63	140,59	107,88	92,59	+32,71	35,3
B_{13}	4	207,22	66,63	140,59	103,57	92,59	+37,02	40,0
C_{13}	5	164,30	62,08	102,22	69,63	54,22	+32,59	60,1
C_{14}	3	212,76	71,10	141,66	106,35	93,66	+35,31	37,8
D_{11}	3	159,44	62,10	97,34	57,08	49,34	+40,26	81,6

vielmehr desaminiert, der Stickstoff über den Harn ausgeschieden und keine verstärkte Ablagerung im Körper bewirkt. Als Retentionshöhe für N ist in dieser Phase unter den beschriebenen Versuchsbedingungen ca. 32—35 g anzunehmen. Die Ergebnisse beider Abschnitte lassen aber die Schlußfolgerung auf eine sogenannte „Superretention" nicht zu. Die Verwertung schwankt bei gleichem Trächtigkeitsstadium (A_{14} D_{11}) zwischen 28,6% und 81,6%, d. h. ca. 100 g verdaul. N sind 2 bis 3 Wochen vor dem Kalben als unzureichend anzusehen, während 174 g den Bedarf weit übersteigen.

Eine verstärkte N-Retention setzt im letzten 20-Tage-Abschnitt vor dem Kalben ein.

Tabelle 5. N-Ansatz während der Trockenperiode 1959/60
(20—0 Tage vor dem Kalben)

Tier und Versuch	Wochen vor Kalbung	N in g						Verwertung in %
		im Futter	im Kot	verdaut	im Harn	für Produktion	Ansatz	
A_{15}	2	262,84	88,37	174,47	129,24	121,72	+45,23	37,2
A_{16}	1	262,84	92,21	170,63	119,92	117,83	+50,71	43,0
B_{14}	2	260,39	83,16	177,23	124,76	129,23	+52,47	40,6
B_{15}	1	260,39	82,21	178,18	120,51	130,18	+57,67	44,3
C_{15}	2	212,76	67,41	145,35	108,39	97,35	+36,96	38,0
C_{16}	1	212,76	73,78	138,98	88,26	90,98	+50,72	55,8
D_{12}	1	184,41	68,47	115,94	59,10	67,94	+56,84	83,7

Sie beträgt für die letzte Woche täglich 50—57 g. Obgleich D_{12} über das niedrigste Proteinangebot verfügte (724,6 g verdaul. Rohprotein), konnte ein Ansatz von 56,84 g N gemessen werden. Auch aus der niedrigen N-Exkretion im Harn ist zu entnehmen, daß bei diesem Tier eine Bedarfsdeckung für Fötus und Milchdrüse gerade noch erfolgte, ohne die Körperreserven in Anspruch zu nehmen. Die außerordentlich hohe Verwertung von 83,7% gibt uns einen weiteren Hinweis, daß die Zufuhr an der untersten Grenze lag. Günstiger liegen die Verhältnisse bei C_{18} mit ca. 908 g verdaulichem Rohprotein in der Tagesration, während die Gaben bei A und B (ca. 1100 g verdaul. Rohprotein) eine niedrige Verwertung zur Folge haben. Überschüssiges Protein wird als Energiequelle benutzt, also oxydiert, was in der erhöhten Harn-N-Ausscheidung deutlich wird. Während nun die Resultate der letzten Wochen mit denen des Vorjahres gut übereinstimmen (A_2 und B_1), kann das für die ersten Wochen der Trockenperiode nicht festgestellt werden (A_1, $C_{1/3}$ und $E_{1/3}$). Dieses Ergebnis findet seine Erklärung in den unterschiedlichen Geburtsgewichten der Kälber beider Jahre (Tab. 6), von denen im 1. Jahr 5 und im 2. Jahr 4 gefallen sind.

Tabelle 6. Geburtsgewicht und Geschlecht der Kälber in beiden Jahren

	A	B	C	E	D
1958/59	32 kg ♀	30 kg ♀	35 kg ♀	34 kg ♀	39 kg ♀
1959/60	45 kg ♂	44 kg ♂	53 kg ♂	—	45 kg ♂

Danach weisen 1958/59 die Kälber der Kühe A, B, C, D und E ein durchschnittliches Geburtsgewicht von 34,0 kg, die von A, B, C und D der folgenden Periode ein solches von 46,7 kg auf. Legt man diesen Geburtsgewichten die von ESSKUCHEN (zit. nach LENKEIT [10]) ermittelten Werte für die chemische Zusammensetzung des neugeborenen Kalbes zugrunde (1 kg Körpersubstanz enthält 31,5 g N; auf 100 g N entfallen 41,1 g Ca und 25,4 g P), so ergibt sich der in Tabelle 7 angeführte Gehalt.

Tabelle 7. Eiweiß, Calcium und Phosphor im Körper eines Kalbes (nach dem Lebendgewicht berechnet)

	A			B			C			E			D		
	Eiw.	Ca	P	Eiw.	Ca	P	Eiw.	Ca	P	Eiw.	Ca	P	Eiw.	Ca	P
1958/59	6,25	0,41	0,25	5,91	0,39	0,24	6,89	0,45	0,28	6,69	0,44	0,27	7,68	0,51	0,31
1959/60	8,66	0,58	0,36	8,66	0,57	0,35	10,43	0,69	0,42	—	—	—	8,86	0,58	0,36

Das höhere Geburtsgewicht im Jahre 1959/60 von 12,7 kg entspricht folglich einem um 400 g N höheren Ansatz, was in den Meßwerten besonders während der ersten beiden Abschnitte der Trockenperiode zum Ausdruck kommt.

Die statistische Verarbeitung der Ergebnisse von 31 Einzelversuchen während der Trockenperiode ergibt eine exponentielle Regression, die ihren Ausdruck in der Gleichung $y = 10 + 49{,}25 e^{0{,}1678x}$ findet (Abb. 1). Die durchschnittliche Streuung um die Regressionskurve beträgt näherungsweise $\pm 5{,}05$ g, d. h., daß zwischen den Konfidenzgrenzen die Mehrzahl der Beobachtungswerte zu erwarten ist.

Anhand dieser Kurve läßt sich leicht die retenierte N-Menge in den einzelnen Wochen ablesen. Legen wir, wie bereits erwähnt, eine angestrebte Verwertung von 55% zugrunde, d. h. daß für 34 g Milcheiweiß 60 g verdauliches Rohprotein erforderlich sind, so erhalten wir den Bedarf an verdaulichem Rohprotein zusätzlich zum Erhaltungsbedarf, der in Abbildung 2 dargestellt ist. Aus diesen beiden Abbildungen lassen sich die entsprechenden Werte ablesen, die in Tabelle 8 zusammengestellt worden sind.

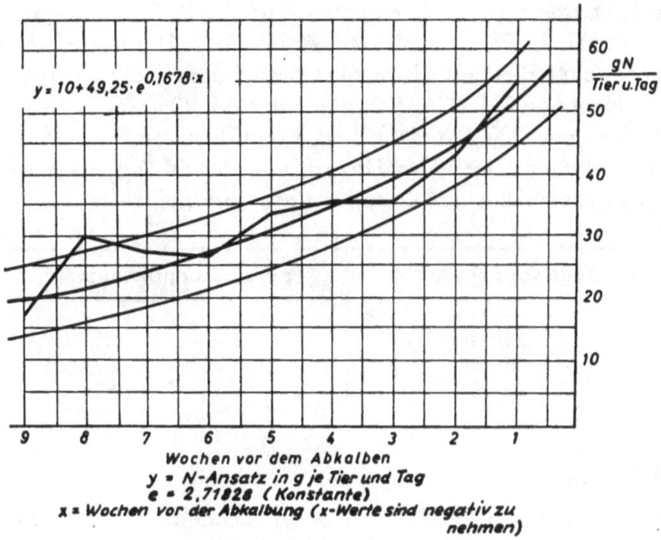

Abb. 1. N-Retention während der Trockenperiode

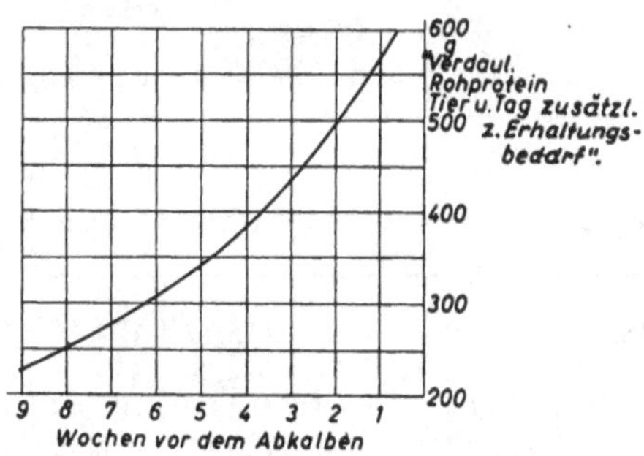

Abb. 2. Bedarf an verdaulichem Rohprotein während der Trockenperiode

Tabelle 8

N-Retention und Bedarf an verdaulichem Rohprotein in g je Tier und Tag während der Trockenperiode

Wochen vor Kalbung	Retention an		Bedarf an verdaulichem Rohprotein
	N	Rohprotein	
8	23	144	254
7	25	156	276
6	28	175	309
5	31,5	197	347
4	35	219	386
3	39,5	247	436
2	45	281	496
1	52	325	574

Danach erfolgt eine tägliche N-Retention von der 8. bis zur letzten Woche vor dem Kalben von 23, 25, 28, 31,5, 35, 39,5, 45 und 52 g. Der Bedarf an verdaulichem Rohprotein, der zusätzlich zum Erhaltungsbedarf notwendig ist, beträgt demnach für hochleistende Kühe 254, 276, 309, 347, 386, 436, 496, 574 g. Einschließlich des Erhaltungsbedarfs von 300 g verdaulichem Rohprotein kann der Praxis empfohlen werden, hochträchtigen Tieren bei Unterteilung der 60 Tage in 3 Abschnitte folgende Gaben an verdaulichem Rohprotein zu verabreichen:

Abschnitt	Tage vor dem Kalben	g verd. Rohprotein je Tier* und Tag
1	60–40	550
2	40–20	675
3	20–0	850

* 550–600 kg

2. Während der Laktation

Nach dem Abkalben wurden die Tiere in aufeinanderfolgenden Perioden geprüft, wobei dem Abschnitt der intensiveren Milchbildung während der ersten Monate verstärkte Aufmerksamkeit geschenkt wurde.

Tabelle 9

Der N-Umsatz der Kühe A und B in den ersten 4 Laktationsmonaten

Versuch	Laktationstage	N in g							Verwertung in %
		Futter	Kot	verdaut	Harn	Milch	für Produktion	Bilanz	
A_3	16.–26.	348,80	114,60	234,20	115,77	124,44	181,40	– 6,01	68,6
A_4	35.–40.	388,40	120,73	267,61	142,30	119,04	214,81	+ 6,27	55,4
A_5	54.–64.	398,26	139,83	248,43	134,00	103,49	195,63	+10,94	52,9
A_6	86.–96.	349,20	122,32	226,88	125,66	92,95	174,08	+ 8,27	53,1
A_7	107.–117.	340,07	127,17	212,90	121,10	86,56	160,10	+ 5,24	54,1
B_2	17.–27.	429,55	143,12	286,43	149,74	148,18	238,43	–11,49	62,2
B_3	41.–51.	454,74	147,68	307,06	153,01	142,51	259,06	+11,54	55,0
B_4	73.–83.	399,28	138,80	260,48	135,72	122,60	212,48	+ 2,16	57,7
B_5	94.–104.	397,02	140,46	256,56	131,87	121,86	208,56	+ 2,83	58,4

Die Werte der Tabelle 9 weisen nach, daß die Bilanz im ersten Laktationsmonat bei beiden Kühen noch negativ, im zweiten und selbst bei einer Milchleistung von 28,6 kg (B_3) schon ausgeglichen ist.

Nicht die gleiche Feststellung ist der Tabelle 10 für die Kühe C und E zu entnehmen. Kuh C befindet sich bereits im ersten Monat in einem positiven N-Haushalt. Der Versuch C_4 zeigt im Vergleich zum Versuch B_2 deutlich die Nachwirkung einer reichlichen Ernährung. Bei einem echten physiologischen Bedarf wäre bei Kuh B keine so hohe N-Abgabe durch den Harn eingetreten. Das beweist der Versuch E_4, wo ein Proteinmangel nach der schwachen Vorbereitung vorzuliegen scheint. Die N-Abgabe über den Harn sinkt erheblich und die Verwertung steigt dabei auf über 71% an. Auch im nächsten Versuch (E_5) übertrifft sie mit 60,4% noch die von C_4.

Tabelle 10
Der N-Umsatz der Kühe C und E in den ersten 3 Laktationsmonaten

Versuch	Laktationstage	N in g Futter	Kot	verdaut	Harn	Milch	für Produktion	Bilanz	Verwertung in %
C_4	12.–22.	454,74	154,14	300,60	149,73	146,78	252,60	+4,09	58,1
C_5	44.–54.	444,22	157,94	286,28	142,81	137,80	238,28	+5,67	57,8
C_6	65.–75.	444,85	158,98	285,87	157,09	125,20	237,87	+3,58	52,7
E_4	27.–37.	377,04	138,38	238,66	105,89	135,56	190,66	–2,79	71,1
E_5	48.–58.	423,42	152,70	270,72	129,13	134,60	222,72	+6,99	60,4

Um dieser Frage eingehender nachgehen zu können, wurden im folgenden Prüfungsjahr die Sammelperioden unmittelbar nach dem Kalben bis 5 Wochen danach angesetzt. Die Ergebnisse der Tabelle 11 zeigen noch deutlicher einen Zusammenhang zwischen Vorbereitungsfütterung und dem Verlauf der N-Bilanz in den ersten Laktationswochen.

Wir erkennen hier die ausgeprägte negative Bilanz während der ersten 24 Tage bei Kuh A im Gegensatz zu Kuh D. Zu einem Vergleich sind die Versuche A_{19} und D_{15} geeignet. Beide Tiere wurden in demselben Zeitraum nach dem Abkalben geprüft und erhielten die gleiche N-Zufuhr. Auch die N-Abgabe über die Milch stimmt überein. Im Harn dagegen werden von Kuh A 181 g und von Kuh D 161 g N ausgeschieden. Bemerkenswert ist, daß die Tatsache der negativen Überschußbilanz nicht aus den Retentionswerten während der Trockenperiode deutlich wird, da auch bei Kuh D ein relativ hoher Ansatz gemessen wurde. Dagegen gibt die jeweilige Verwertung, die bei Kuh E in der Vorbereitungszeit über 80% beträgt, schon eher einen Hinweis dafür.

Die beachtliche negative Bilanz bei Kuh A ist mit einem Rückgang des Lebendgewichtes verbunden (von 655 kg auf 642 kg), während Tier D keine Einbuße an Körpersubstanz verzeichnet (von 572 kg auf 581 kg). Übereinstimmend kann jedoch festgestellt werden, daß sich die Tiere 3–4 Wochen nach der Kalbung selbst bei täglichen Milchleistungen von 33–34 kg nicht mehr in einer negativen Bilanz zu befinden brauchen. Eine wichtige Voraussetzung hierfür bildet ein hohes Nährstoffangebot und ein gutes Futteraufnahmevermögen der Tiere.

Im folgenden Abschnitt soll noch auf 2 weitere Ergebnisse eingegangen werden, die durch eine niedrige Nährstoffzufuhr nach dem Kalben (D_6 und D_7) und durch eine Schwergeburt mit anschließender einwöchiger Erkrankung (C_{17} und C_{18}) beeinflußt wurden. Das letztgenannte Tier nahm in dieser Zeit wenig Futter auf, verlor an Gewicht und senkte seine tägliche Milchleistung bis auf 6–8 kg. Nach seiner Genesung wurde es nach einer angemessenen Vorperiode geprüft mit dem Ergebnis, daß der Organismus durch eine äußerst intensive Retention versucht, dem Leistungsvermögen des Tieres gerecht zu werden. Als Folge wurde die Verwertung durch die Milch entsprechend verringert. Das Tier erreichte unter den beschriebenen Verhältnissen wieder eine durchschnittliche tägliche Milchleistung von 27,6 kg (C_{18}).

Tabelle 11
Der N-Umsatz bei den Kühen A und D in den ersten 5 Laktationswochen

Versuch	Laktationstage	N in g Futter	Kot	verdaut	Harn	Milch	für Produktion	Bilanz	Verwertung in %
A_{17}	5.–10.	432,29	141,12	291,17	146,98	166,12	238,37	– 21,93	69,7
A_{18}	12.–17.	442,14	144,62	297,52	183,86	147,57	244,72	– 33,99	60,3
A_{19}	19.–24.	468,27	150,05	318,22	180,77	144,77	265,42	– 7,32	54,5
A_{20}	26.–31.	489,33	161,18	328,15	172,70	139,33	275,35	+ 16,12	50,6
A_{21}	33.–38.	489,33	175,99	313,34	153,03	142,50	260,54	+ 17,81	54,7
D_{13}	4.–9.	441,82	137,39	304,43	150,63	152,83	256,43	+ 0,97	59,6
D_{14}	11.–16.	467,71	143,72	323,99	146,94	150,79	275,99	+ 26,26	54,6
D_{15}	18.–23.	467,71	146,48	321,23	161,31	141,14	273,23	+ 18,78	51,7
D_{17}	25.–30.	501,97	150,53	351,44	194,76	137,95	303,44	+ 18,73	45,5

Tabelle 12
Der N-Umsatz in beginnender Laktation bei den Kühen C und D

Versuch	Laktationstage	N in g Futter	Kot	verdaut	Harn	Milch	für Produktion	Bilanz	Verwertung in %
C_{17}	32.–37.	467,71	152,84	314,87	152,24	127,50	266,87	+ 35,13	47,8
C_{18}	46.–51.	530,11	173,20	356,91	176,39	134,15	308,91	+ 46,27	43,4
D_6	2.–7.	236,98	80,38	156,60	107,88	105,22	108,60	– 56,50	96,9
D_7	19.–27.	424,24	131,73	292,51	161,30	123,29	259,51	+ 7,99	48,3

Kuh D erhielt eine Woche nach dem Kalben die gleiche Nährstoffmenge wie in der Vorbereitungszeit. Hier zeigt sich die in der Praxis bekannte Tatsache, daß veranlagte Tiere auch bei schlechter Fütterung ihre Leistung über einen gewissen Zeitraum aufrechterhalten können. Die Verwertung in einer Höhe von fast 97% kann vom Organismus nur über einen kurzen Zeitraum aufrechterhalten werden. Der Substanzverlust wurde in der nachfolgenden Periode hohen Nährstoffangebotes wieder ausgeglichen. Die tägliche Milchleistung stieg trotz der Phase schwacher Ernährung auf 25,7 kg an (D_7), was den Erwartungen entsprach.

Die Untersuchungsergebnisse in der 2. Laktationshälfte von den Kühen A und B sind in Tabelle 13 wiedergegeben. Während die Retention mit zunehmender Gravidität kontinuierlich ansteigt (A_{11} und B_{10}), treten bei A_8 und B_{6b} nochmals negative Bilanzen auf.

Dazu ist zu bemerken, daß in den Versuchen A_8 und B_{6a} und B_{6b} die Tiere Ende August gemähtes Weidegras als alleiniges Futter erhielten, wodurch ein Rückgang der Milchleistung verursacht wurde. Das 5 Tage ältere Gras der 2. Pentade (B_{6b} und A_8) sank in seiner Verdaulichkeit noch mehr, was zu einem nicht ausgeglichenen N-Haushalt führte. Die Tatsache, daß das relativ hohe Angebot an verdaulichem Rohprotein nicht zur Milchsynthese, sondern oxydiert (hohe N-Menge im Harn) und damit als Energiequelle genutzt wird, läßt auf ein zu niedriges Energieangebot schließen. Wurde dieses in den nächsten Versuchen bei leicht erhöhter Eiweißzufuhr

Tabelle 13
Der N-Umsatz der Kühe A und B in der 2. Laktationshälfte

Versuch	Laktationstage	N in g Futter	Kot	verdaut	Harn	Milch	für Produktion	Bilanz	Verwertung in %
A_8	224.–229.	252,11	100,10	152,01	121,80	42,52	99,41	–12,31	42,3
A_9	239.–247.	294,22	104,32	189,90	131,54	56,91	137,30	+ 1,45	41,5
A_{10}	275.–285.	257,47	92,90	164,57	101,36	46,05	111,97	+17,16	41,1
A_{11}	301.–311.	228,06	101,87	126,28	83,78	29,93	69,68	+12,57	43,0
B_{6a}	206.–211.	324,33	113,15	211,18	145,18	63,47	163,18	+ 2,53	38,7
B_{6b}	211.–216.	298,83	111,08	187,75	141,49	67,35	139,75	–21,09	48,2
B_7	226.–234.	349,83	114,57	235,26	147,42	80,23	187,26	+ 7,61	42,8
B_8	262.–271.	338,37	103,93	234,44	148,22	85,52	186,44	+ 0,70	45,9
B_9	310.–320.	307,97	112,42	195,55	101,17	86,49	147,55	+ 7,89	58,6
B_{10}	365.–375.	326,85	111,23	215,62	142,71	58,94	169,22	+13,97	34,8

verbessert, so nahmen Bilanz und Leistungsentwicklung einen positiven Verlauf, was durch den Anstieg der N-Ausscheidung über die Milchdrüse nach entsprechender Proteinzufuhr zum Ausdruck kommt.

Diese Steigerung wird in der Tabelle 14 bei den Tieren C und E noch deutlicher angezeigt. Die Grasfütterung wurde in den Versuchen C_{7a} und $_{7b}$ und E_6 wie bei A und B durchgeführt. Hinsichtlich des Verlaufes der Bilanzen herrscht die gleiche Tendenz vor wie in den o. a. Versuchen.

Tabelle 14
Der N-Umsatz der Kühe C, E und D in der 2. Laktationshälfte

Versuch	Laktationstage	N in g Futter	Kot	verdaut	Harn	Milch	für Produktion	Bilanz	Verwertung in %
C_{7a}	177.–182.	316,30	109,74	205,56	137,42	65,75	157,56	+ 2,39	41,3
C_{7b}	182.–187.	290,16	108,80	181,36	132,16	65,75	133,36	–16,55	49,3
C_8	197.–205.	353,01	116,32	236,69	142,24	87,07	188,69	+ 7,39	46,1
C_9	233.–243.	338,37	107,25	231,12	135,43	84,62	183,12	+11,07	46,2
C_{10}	259.–269.	333,62	121,47	212,15	106,87	90,37	164,15	+14,91	55,1
C_{11}	310.–320.	305,71	115,10	190,61	109,78	73,11	142,61	+ 7,72	51,3
E_6	160.–165.	299,41	112,16	187,25	129,15	60,47	139,25	– 2,37	43,4
E_7	180.–188.	352,56	116,77	235,79	140,72	92,13	187,79	+ 2,94	49,1
D_8	175.–185.	318,03	99,71	218,32	138,37	69,16	170,32	+10,79	40,6
D_9	278.–288.	213,63	89,52	124,11	76,03	44,46	76,11	+ 3,62	58,4

Obgleich die Tiere über 14 kg an Gras-Trockenmasse aufnahmen, reicht die darin enthaltene Nährstoffmenge nicht für eine Produktion von 14–15 kg Milch aus. Erst als die Grasration nährstoffmäßig durch Trockenschnitzel und Getreideschrote aufgebessert wird (A_9, B_7, C_8, E_7), steigt die tägliche Milchleistung um 3–5 kg, was auch aus der erhöhten Milch-N-Ausscheidung zu ersehen ist.

Kennzeichnend für den letzten Laktationsabschnitt ist die verstärkte Retention, wenn man vom Versuch D_9 absieht, wo sich offensichtlich das Proteinangebot an der untersten Grenze bewegte; wahrscheinlich darf hierin auch die Ursache des hohen N-Ansatzes während der folgenden Trockenperiode 1959/60 trotz der schwächeren Fütterung gesehen werden. Die Verwertung muß zunächst in allen Versuchen als niedrig angesprochen werden, doch ist zu berücksichtigen, daß infolge des hohen prozentischen Fettgehaltes der Milch von 4,5—4,8% der Proteinbedarf steigt.

Die Milchleistung der ersten 100 Tage (Tab. 15) läßt keinen Einfluß der intensiveren Fütterung bei A und B in der Trockenperiode erkennen, wenn man C und E bei schwächerer Vorbereitung in Vergleich stellt.

Tabelle 15
Milchleistung in den ersten 100 Laktationstagen

Kuh	Milch	Fett		Eiweiß		FCM
	kg	%	kg	%	kg	kg
A	2214,8	4,10	90,78	3,30	73,15	2248,0
B	2588,2	3,84	99,34	3,31	85,55	2528,6
C	2672,3	4,21	112,68	3,17	84,64	2752,5
E	2648,6	3,65	96,55	3,06	80,93	2510,9

Die sehr schwach vorbereitete Kuh C wartete sogar mit der höchsten 100-Tage-Leistung auf. Auffällig wirkt, daß die in der Trockenperiode besser ernährten Tiere einen höheren prozentischen Eiweißgehalt der Milch aufweisen. Dieser liegt besonders niedrig bei Kuh E, was jedoch mit der Eiweißaufnahme während der Laktation in Zusammenhang stehen dürfte.

Die Tiere A, B und C erbrachten in 305 Tagen eine Leistung von 4649 kg, 6076 kg und 6208 kg FCM, Kuh E in 187 Tagen 4024 kg FCM (Tab. 16). Weiterhin wird deutlich, welche Mengen an Fett und Eiweiß über die Milchdrüse einer hochleistenden Kuh ausgeschieden werden. Es sind dies bei Kuh C beispielsweise ca. 195 kg an hochwertigem Eiweiß und 256 kg Fett. Der prozentische Fettgehalt ist im Vergleich zur 100-Tage-Periode um 0,1—0,2% gestiegen, nicht in gleichem Maße und etwas unregelmäßiger auch der Eiweißgehalt.

Tabelle 16
Milchleistung in 305 Tagen

Kuh	Milch	Fett		Eiweiß		FCM
	kg	%	kg	%	kg	kg
A	4505,1	4,21	190,0	3,39	152,6	4649,3
B	6033,8	4,04	244,0	3,34	201,6	6076,0
C	5912,7	4,33	256,1	3,31	195,7	6208,3
E*)	4267,4	3,62	154,3	3,01	128,4	4024,2

* in 187 Tagen.

IV. Besprechung der Ergebnisse und Schlußfolgerungen

Übereinstimmend mit den eigenen Untersuchungsergebnissen findet auch JAKOBSEN in den letzten 14 Tagen der Trächtigkeit einen raschen Anstieg der N-Retention. Wenn die absolute Höhe des Ansatzes in seinen Versuchen niedriger liegt, so ist dies wohl auf die unterschiedliche Ablagerung in der Milchdrüse und damit auf die verschiedene Leistungsveranlagung zurückzuführen, denn in seinem Falle wurden Färsen mit mittlerer Leistung, hier hochleistende Kühe geprüft. Solche Tiere sind in der Lage, während der ersten 24 Stunden der Laktation 3500 g Milchprotein (Kuh A, 2. Trockenperiode) auszuscheiden. Dies ist nur möglich zu erklären, wenn trotz der geringen Futteraufnahme am ersten Laktationstag bereits entsprechende Proteinmengen vorher abgelagert wurden. Auch RICHTER und BECKER [19] gelangen mit Hochleistungskühen zu Werten, die mit den eigenen übereinstimmen. So sind u. a. im Abschnitt vom 60.—50. Tag vor dem Kalben 30 g N, vom 21.—21. bzw. 26.—16. Tag 46 bzw. 40 g N reteniert worden. Als Vergleich sei hier der N-Ansatz bei Sauen angeführt, der in der letzten Trächtigkeitswoche täglich über 50 g betragen kann und damit die Werte von Kühen erreicht (LENKEIT u. a. [11]). Danach ändern sich die Bedarfsanforderungen des Tieres im Verlaufe der Trockenperiode, so daß die jeweilige Höhe der Gaben entsprechend dem Trächtigkeitsstadium als zweckmäßig erscheint, da das Tier eine Rohproteingabe für 10 kg Milch zusätzlich zum Erhaltungsbedarf, wie sie RICHTER und BECKER [19] sowie die in Deutschland gültige Norm [4] empfehlen, in den ersten 6 Wochen der Trockenperiode nicht auszunutzen vermag. Die gleichen Autoren weisen darauf hin, daß bei einer guten Nährstoffversorgung im letzten Laktationsabschnitt eine genauere Anpassung vorteilhafter sein wird. Andererseits sind die amerikanischen Bedarfsempfehlungen des National Research Council [15] und anderer Autoren für die letzten Wochen als unzureichend anzusehen. Nach der z. Z. geltenden Norm werden an eine Kuh, deren Milch einen Fettgehalt von 4% aufweist, in einer 60tägigen Trockenperiode 36 kg verdauliches Rohprotein zusätzlich zum Erhaltungsbedarf verabreicht. Nach der ermittelten Kurve (Abb. 2) sind jedoch nur 22,5 kg erforderlich, d. h., daß 13,5 kg verdauliches Rohprotein eingespart werden können. Anhand der aufgestellten Kurve läßt sich weiterhin feststellen, daß während einer 60tägigen Trockenperiode 2200 g N reteniert werden. Eine Gegenüberstellung mit den zu erwartenden Ausgaben zeigt, daß diese Menge auch erforderlich ist.

Nach ESSKUCHEN (zit. nach LENKEIT [10]) enthält ein 45 kg schweres Kalb 1417 g N. Danach verbleiben für Milchdrüse und Uterus 823 g N. Während der ersten 24 Stunden wurden ca. 525 g N durch die Milchdrüse ausgeschieden. Hierbei darf angenommen werden daß diese Menge der Reservesubstanz entstammt, da die Nahrungsaufnahme in den ersten Stunden ohnedies gering ist. JAKOBSEN fand in seinen Untersuchungen an Färsen in der Milchdrüse eine N-Ablagerung in Höhe von ca. 250 g N. Für die restlichen Bedarfsgrößen (Uterus, Eihäute, Fruchtwasser) verbleiben somit 298 g N. Am Beispiel der Kuh A (2. Abkalbung) soll ein Überblick gegeben werden. Das Geburtsgewicht betrug 45 kg, N in Eihäuten und im Fruchtwasser wurde festgestellt (nächste Seite oben).

Obgleich in dieser Übersicht nur Näherungswerte enthalten sind, gibt sie doch einen übereinstimmenden Hinweis mit den gefundenen Ansatzwerten.

Die Intensität der Proteinversorgung während der Trockenperiode übt einen deutlichen Einfluß auf die Höhe der N-Bilanz nach dem Abkalben aus. Wie bei Sauen und anderen Säugetieren nehmen wir auch hier die Erscheinung wahr, daß ein gesteigertes Proteïnangebot in der Gravidität eine ausgeprägtere negative N-Bilanz verursacht, während sie bei schwächer versorgten Tieren weniger auftrat.

N-Gehalt	gN
Foetus*	1400
Eihäute	62
Uterus*	174
Fruchtwasser	53
Milchdrüse	525
	2214

* nach LENKEIT.

Nach LENKEIT [9] ist diese sogenannte „negative Überschußbilanz" das Kennzeichen einer guten Vorbereitung des Tieres, weil es die Möglichkeit hatte, zusätzliche N-Reserven zu bilden, die mit beginnender Laktation mobilisiert werden. Allerdings kann man den eigenen Untersuchungsergebnissen nicht ohne weiteres eine der „negativen Überschußbilanz" vorausgegangene „Superretention" entnehmen. Es erhebt sich hierbei die Frage, inwieweit die intensivere Nährstoffzufuhr während der Trockenperiode mit der folgenden verstärkten Oxydation des überschüssigen Proteins ein erhöhtes Stoffwechselniveau verursachte, das während der ersten Laktationswochen nachwirkt. Der Organismus hat sich infolge des „Luxuskonsums" an Protein auf die höhere Oxydationsrate eingestellt, ein Vorgang, der mit dem Begriff spezifisch-dynamische Wirkung umschrieben wird.

Die Frage, ob eine ausgeprägte „negative Überschußbilanz" die Voraussetzung für hohe Milchleistung bildet, rückt somit in den Bereich fütterungsökonomischer Betrachtungen. NORDFELDT, ANSTRAND, HOFLUND und HALLGREEN [17] fanden in ihren Untersuchungen an 46 Kühen mit mittlerer und hoher Leistung keinen signifikanten Anstieg der Milchleistung bei einer vorangegangenen intensiven Vorbereitungsfütterung. Auch SCHMIDT und SCHULTZ [22] gelangen zu dem Ergebnis, daß eine intensive Vorbereitung durchschnittlich gut ernährter Kühe oder Färsen ohne Wirkung bleibt. BREIREM [1] hält eine lange intensive Vorbereitungsfütterung nicht für zweckmäßig, sondern empfiehlt eine verstärkte Nährstoffzufuhr entsprechend einer Leistung von 10 kg FCM in den letzten 14 Tagen [2]. Zu einem ähnlichen Ergebnis gelangen BROSTER, RIDDER und FOOT [3] in ihren mehrjährigen Versuchen an Färsen. Hier werden die Tiere während der letzten 21 Tage der Trockenperiode nach der sogenannten „steaming up"-Methode ernährt; sie erhalten in diesem Abschnitt eine kontinuierlich ansteigende Menge an Nährstoffen entsprechend einer Leistung für 5 → 12 kg FCM. Diese Methode übte eine günstige Wirkung auf die nachfolgende Leistung und die Futterverwertung aus im Gegensatz zu einer niedrigen Versorgung. Aus Untersuchungen an Ratten bei gleicher Versuchsanstellung von SALMON-LEGAGNEUR, PERISSE und JAQUOT [20] geht hervor, daß eine verstärkte Nährstoffversorgung während der Gravidität den Gesamtfettgehalt des Körpers günstig beeinflußt. Damit wird das Problem einer richtigen Energieversorgung frisch laktierender Tiere berührt. In diesem relativ kurzen Zeitabschnitt werden dann, wie bereits MØLLGAARD [16] festgestellt hat, verstärkt Körperreserven herangezogen. Legen wir die bekannten Bedarfswerte für die Milchproduktion zugrunde, nämlich daß je kg FCM 60 g verdauliches Rohprotein und 275 g STW erforderlich sind, so entsprächen dem verdaulichen Rohprotein (8. bis letzte Woche vor dem Kalben) 1163, 1264, 1415, 1589, 1768, 1997, 2272 und 2629 g StW. Während einer 60tägigen

Trockenperiode erhält das Tier folglich mit 103,2 kg StW zusätzlich zum Erhaltungsbedarf eine Menge an Nettoenergie, die für die fötale Entwicklung und eine Reservebildung als ausreichend zu bezeichnen ist. Den eigenen Untersuchungen ist zu entnehmen, daß mit einer Vorbereitungsfütterung, die nur eine schwache Reservebildung zuließ, eine 100-Tage-Leistung von 2700 kg FCM erzielt wurde (Kuh C). Eine den Bedarf deckende Nährstoffzufuhr in der Trockenperiode, bei der eine Verwertung von 55—60% erreicht wird, schließt Spitzenleistungen in der folgenden Laktation nicht aus, wenn die Nährstoffversorgung in quantitativer und qualitativer Hinsicht gesichert ist. Der gefundene N-Ansatz unterstreicht die von Breirem [2] und Broster [3] empfohlene Versorgung während der letzten 14 Tage; er zeigt aber auch, daß den vorangehenden 40 Tagen eine entsprechende Beachtung geschenkt werden muß.

V. Zusammenfassung

Es wurden langfristige Stoffwechselversuche an hochleistenden Kühen der Rasse schwarzbuntes Niederungsrind während der Laktation und Gravidität durchgeführt. Für die letzten 60 Tage der Gravidität (Trockenperiode) wurde in 31 Versuchen ein N-Ansatz gefunden, der in der Funktion $= 10 + 49{,}25 \cdot e^{0{,}1678\,x}$ seinen Ausdruck findet. Danach beläuft sich die N-Retention von der 8. bis zur letzten Woche vor dem Kalben auf täglich 23, 25, 28, 31,5, 35, 39,5, 45 und 52 g. Der tägliche Bedarf an verdaulichem Rohprotein zusätzlich zum Erhaltungsbedarf wurde mit 254, 276, 309, 347, 386, 436, 496 und 574 g berechnet. Eine intensive N-Versorgung in der Trockenperiode hatte stets eine ausgeprägtere negative N-Bilanz zu Beginn der Laktation zur Folge als eine niedrigere N-Gabe. Auch bei Leistungen von 38 kg FCM konnte bereits gegen Ende des ersten Laktationsmonats ein ausgeglichener N-Haushalt registriert werden. In den ersten 100 Laktationstagen lag die Verwertung des für die Produktion verfügbaren N zwischen 53—59% bei ausgeglichenem N-Haushalt. Später sank sie jedoch ab. Unter den Bedingungen des Stoffwechselversuchs wurden 100- bzw. 305-Tageleistungen von 2752 bzw. 6208 kg FCM erzielt.

Literaturverzeichnis

[1] Breirem, K.: Bull. Animal Nutrit., Royal Agric. Coll. Norway **1954**. Nr. 74.

[2] Breirem, K.: Föring av melkekyr i tiden omkring kalving. Saetrykk **1950**. Nr. 90 (reprint Inst. Animal Nutrit. Royal Agric. Coll., Norway).

[3] Broster, W. H., B. Ridder und A. S. Foot: Levels of feeding of concentrates for dairy heifers before and after calving. J. Dairy Res. **25**. 373—82. 1958.

[4] Futterwerttabellen der DLG-Wiederkäuer. Arbeiten der DLG Bd. **17**. 1961. 3. erweiterte Auflage. DLG-Verlags-G. m. b. H. Frankfurt/Main.

[5] Jakobsen, P. E.: Protein behov og protein syntese ved fester dannelse hos drovtyggere.
299. beretning fra forsogslaboratoriet **1957**. 1—189.

[6] Jakobsen, P. E.: Protein requirements for fotus-formation in cattle.
Congres International de Zootechnic Theme 6. **1956**. 115—28.

[7] Kalaissakis, P.: Langfristige Untersuchungen zum äußeren und inneren Stoffwechsel von graviden und laktierenden Ziegen. 2. Mitt. Z. für Tierphysiol., Tierernähr. und Futtermittelkunde **14**. 204—14. 1959.

[8] Kalaissakis, P.: Langfristige Untersuchungen zum äußeren und inneren Stoffwechsel von graviden und laktierenden Ziegen. 3. Mitt. Quantitativer und qualitativer Verlauf

der Laktation und seine Beziehungen zum Ernährungsniveau der Tiere während der Tragezeit und Laktation.
Z. für Tierphysiol., Tierernähr. und Futtermittelkunde **14.** 303—11. 1959.

[9] LENKEIT, W.: Der Tragezeit-Laktationszyklus und die Mineralstoffversorgung. Züchtungskunde **31.** 410—20. 1959.

[10] LENKEIT, W.: Einführung in die Ernährungsphysiologie der Haustiere. 1953. Ferdinand Enke Verlag, Stuttgart.

[11] LENKEIT, W., J. O. GÜTTE, W. WARNECKE und W. KIRCHHOFF: Langfristige Untersuchungen zum äußeren und inneren Stoffwechsel des graviden und laktierenden Schweines. 3. Mitt. Die Beziehung der N-Retention während der Gravidität zum N-Umsatz nach Geburt bei hoher Milchleistung und bei verhinderter Laktation. Z. für Tierernähr. und Futtermittelkunde **10.** 351—64. 1955.

[12] LENKEIT, W., J. O. GÜTTE, W. KIRCHHOFF, F. K. SOEHNGEN und E. FARRIES: Weitere Untersuchungen zur Abhängigkeit des N-Umsatzes während der Laktation von der Nährstoffversorgung während der Gravidität. 4. Mitt. der langfristigen Untersuchungen zum äußeren und inneren Stoffwechsel des graviden und laktierenden Schweines. Z. für Tierernähr. und Futtermittelkunde **11.** 337—52. 1956.

[13] LENKEIT, W., J. O. GÜTTE, W. KIRCHHOFF und SOEHNGEN: Zur Abhängigkeit des Mineralumsatzes unter Beachtung der negativen Ca-, P-Anfangsbilanz während der Laktation von der Mineralstoffversorgung während der Gravidität. 7. Mitt. Z. für Tierphysiol., Tierernähr. und Futtermittelkunde **14.** 3—18. 1959.

[14] LENKEIT, W., J. O. GÜTTE und A. STREUTER-PETERMÖLLER: Langfristige Untersuchungen zum äußeren und inneren Stoffwechsel des graviden und laktierenden Schweines. 2. Mitt. Der Ablauf der N-Bilanz vom Ende der Gravidität bis zum Ende der Laktation bei gleichbleibender Ernährung. Z. für Tierernähr. und Futtermittelkunde **10.** 228—37. 1955.

[15] MAYNARD, L. K. und J. K. LOSSLI: Animal Nutrition. 1956. McGraw-Hill Book Company, INC. New York, Toronto, London.

[16] MØLLGAARD, H.: Grundzüge der Ernährungsphysiologie. 1931. Berlin. Verlag Paul Parey.

[17] NORDFELDT, SAM, G. ANSTRAND, S. HOFLUND und W. HALLGREN: Försök med sintidspreparering av mjölkkor jämte observationer angeende uppkomsten av paresis puerperalis och acetonemi. Kungl. Lantbrukshögskolan Statens Lantbruksförsök. Statens Husdjursförsök, Medd. **1959.** Nr. 71. 1—74.

[18] RICHTER, K. und M. BECKER: Beiträge zum Ernährungshaushalt von Milchkühen hoher Leistung. 1. Mitt. K. Richter und M. Becker: Der Stoffwechselversuchsstand für Milchkühe des Instituts für Tierernährung in Braunschweig. Arch. Tierernähr. **2.** 232—39. 1952.

[19] RICHTER, K. und M. BECKER: Beiträge zum Ernährungshaushalt von Milchkühen hoher Leistung. Stoffwechselversuche an Milchkühen. M. Becker: 2. Mitt. Ernährungshaushalt und Stoffwechselbilanzen von Milchkühen hoher Leistung in verschiedenen Laktationsstadien und unter ungünstigen bodenständigen Fütterungsbedingungen. Arch. Tierernähr. **2.** 338—378. 1952.

[20] SALMON-LEGAGNEUR, E., J. PERISSE und R. JAQUOT: Relations nutrionnelles entre la gestation et la lactation. C. R. hebd. Seances Acad. Sci. **250.** 1921—23. 1960.

[21] SCHIEMANN, R. und K. NEHRING: Zusammenfassende Auswertung der Milchviehversuche Oskar Kellners. Wissenschaftl. Abhandlungen der DAL Bd. V/13. 234—54. 1956.

[22] SCHMIDT, G. H. und L. H. SCHULTZ: Effect of three levels of grain feeding during the dry period on the incidence of ketosis, severity of udder edema, and subsequent milk production of dairy cows. J. Dairy Sci. **38.** 170—79. 1959.

Eingegangen am 8. 1. 1962

Aus dem Institut für Tierernährung (komm. Direktor: Dr. A. HENNIG)
und dem Institut für Ackerbau- und Pflanzenbau (Direktor: Prof. Dr. B. MÄRTIN)
der Friedrich-Schiller-Universität Jena

M. ANKE, K. SASUM, Ü. OLL und B. GRAUPE

Die Zusammensetzung der Luzerne auf Böden verschiedener geologischer Herkunft

In einer Reihe von Arbeiten des Instituts für Tierernährung Jena wurde die Zusammensetzung der einzelnen Pflanzenarten des Dauergrünlandes und der Ackerfutterflächen [2, 3, 13, 18, 49] auf oberem Muschelkalk und mittlerem Buntsandstein untersucht. Es konnte gezeigt werden, daß der Mengen- und Spurenelementgehalt der einzelnen Pflanzenarten spezifisch ist und die botanische Zusammensetzung der Wiesen und Weiden damit Einfluß auf die Inhaltsstoffe des Heues und Weidefutters nimmt. Darüber hinaus bestanden gesicherte Unterschiede im Mineralstoffgehalt der Pflanzen, die auf unterschiedlichen geologischen Formationen wuchsen. Um die Mineralstoffversorgung der grün- und rauhfutterfressenden Haustiere auf den einzelnen Verwitterungsböden verschiedener Herkunft zu überprüfen, empfahl es sich, eine allgemein verbreitete Pflanze in einem definierten Wachstumsstadium zu untersuchen.

Für den Thüringer Raum erschien die Luzerne zu diesem Zweck besonders geeignet, da sie weit verbreitet und teilweise als alleinige Heuart im Winter zur Verfügung steht.

Die Luzerne ist aber gegen Molybdänmangel besonders empfindlich [4, 6]. Dieser führt zu Änderungen des Rohnährstoff- und Aminosäuregehaltes der Pflanzen [7]. Um den Einfluß der in Thüringen verbreitetsten Verwitterungsböden auf den Mineralstoff- und Rohnährstoffgehalt kennenzulernen, wurde Luzerne des 1. Schnittes gesammelt und die nachfolgend beschriebenen Untersuchungen angestellt.

Material und Methoden

Ende Mai 1960 wurden auf den in Thüringen verbreitetsten geologischen Formationen 80 Luzerneproben gesammelt. Die normal gewachsene Luzerne befand sich zur Zeit der Probenahme in der Knospe. Die Aufarbeitung der Proben erfolgte nach der von ANKE [5] gegebenen Vorschrift. Calcium wurde als Oxalat gefällt und mit Permanganat titriert, Kalium und Natrium sind flammenphotometrisch, unter Verwendung einer Ausgleichkurve beim Natrium, erfaßt worden. Phosphor wurde nach der Molybdat-Vanadinmethode (38), Magnesium mit Titangelb (39), Zink mit Dithizon, Eisen mit α,α'-Dipyridyl, Molybdän mit Rhodanid, Kupfer mit Natriumdiäthyldithiocarbaminat, Kobalt mit Nitroso-R-Salz, Mangan nach der Permanganatmethode [5] und Bor mit 1,1'-Dianthrimid (37) bestimmt. Die Rohnährstoffbestimmung ging nach der Weender-Analyse vor sich.

Die statistische Auswertung der Analysenergebnisse erfolgte nach den Richtlinien von LINDER [24] und SNEDECOR [42].

Der Rohnährstoffgehalt der Luzerne

Der Trockensubstanzgehalt der gesammelten Luzerneproben bewegt sich im Mittel der einzelnen Formationen zwischen 16,3 und 20,7%. Er liegt damit in dem von den DLG-Tabellen [45] angegebenen Schwankungsbereich. Der durchschnittliche Trockensubstanzanteil von 19,2% deckt sich sowohl mit den Werten von WERNER [47] als auch mit denen der DLG-Tabellen [45]. Die Rohproteinwerte der Luzerne auf den verschiedenen Verwitterungsböden[1] weichen deutlich voneinander ab. Die auf oberem Muschelkalk (mo_2), Keuper (k) und Löß (da) gewachsene Luzerne enthält statistisch gesichert weniger Rohprotein als die des Zechsteins (z), Buntsandsteins (s) und Tonschiefers (c). Die Luzerne des oberen Muschelkalkes ist gesichert rohproteinärmer als die des mittleren und unteren Muschelkalkes (mm, mu), des Granites (G) und des Gipses (γβ). Die Ursache des unterschiedlichen Rohproteinanteils ist in der verschiedenen Molybdänversorgung auf den einzelnen Formationen zu suchen.

Tabelle 1

Der Rohnährstoffgehalt der Luzerne verschiedener geologischer Formationen je kg Trockensubstanz

		Tr.-S. %	Roh-prot. %	Roh-fett %	Roh-faser %	N-freie Extrakt-st. %	Asche %
Zechstein (z)	12[2]	18,5	20,8	3,2	26,6	38,5	10,9
Keuper (k)	12	20,7	18,3	3,0	32,4	35,5	10,8
Buntsandstein (s)	12	17,4	20,6	3,1	28,1	36,9	11,3
Tonschiefer (c)	7	16,3	22,8	2,8	23,5	39,9	11,0
Muschelkalk (mu, mm)	8	18,3	19,5	2,7	28,3	38,3	11,2
Muschelkalk (mo_2)	9	19,9	16,0	3,0	30,3	40,1	10,6
Löß (da)	11	20,7	17,4	2,8	28,5	40,5	10,8
Gips (γβ)	5	20,7	18,5	3,0	32,4	35,6	10,5
Gesamtdurchschnitt		19,2	19,1	2,9	28,7	38,5	10,8
Luzerne i. d. Knospe WERNER [47]		19,0	20,5	2,1	28,9	37,4	11,1
DLG-Tabellen [45]		18,8	22,9	2,7	26,6	37,2	10,6

Auf Grund des niedrigen Rohproteingehaltes der Luzerne auf oberem Muschelkalk, Keuper und Löß liegt der Gesamtdurchschnitt an Eiweiß um 5 und 12% niedriger als von WERNER [47] und in den DLG-Tabellen angegeben. Der Rohfettgehalt der Luzerne bewegt sich innerhalb enger Grenzen. Ein Einfluß des Standortes ist nicht festzustellen. Demgegenüber weist die Luzerne der verschiedenen Formationen gesicherte Unterschiede im Rohfaseranteil auf. Die auf Keuper und Gips gewachsene Luzerne enthält gesichert mehr Rohfaser als die aller anderen Verwitterungsböden. Die Luzerne des Keupers und des Gipses zeichnete sich bei der Probenahme durch aufrechten Wuchs und besonders kräftige Stengel aus, während sie auf anderen Verwitterungsböden häufig zum Lagern neigte. Zwischen dem Rohfasergehalt und dem Boranteil der Luzerne besteht eine positive Korrelation. Trotz der relativ großen Schwankungen stimmt der durchschnittliche Rohfasergehalt der untersuchten Luzerne in der Knospe mit den in den Futtermitteltabellen angegebenen Werten überein. Das gleiche kann zu dem Gehalt an N-freien Extraktstoffen und der Rohasche gesagt werden.

[1] Es wird im Text nur von Muschelkalk, Buntsandstein usw. gesprochen.
[2] Anzahl der untersuchten Proben.

Der Mineralstoffgehalt der Luzerne

1. Calcium und Magnesium

Der durchschnittliche Calciumgehalt aller untersuchten Proben liegt bei 18,9 g/kg Trockensubstanz. Diese Menge entspricht dem in den DLG-Tabellen [46] angegebenen Calciumanteil der Luzerne in der Knospe, sie ist aber höher als die der Luzerne in Missouri [33]. Die auf Granitverwitterungsboden gewachsene Luzerne ist gesichert Ca-reicher als die aller anderen Standorte. Eine Erklärung für diesen überraschenden Befund kann nicht gegeben werden. Die Luzerne des Muschelkalkverwitterungsbodens enthält im ∅ 20,4 g Ca/kg und ist damit der Luzerne der anderen Formationen mit Ausnahme des Lößes und der Grauwacke (c_2) gesichert überlegen.

Tabelle 2

Der Calcium- und Magnesiumgehalt der Luzerne auf den einzelnen geologischen Formationen in g/kg Trockensubstanz

	z (12)[3]	s (12)	m (17)	k (12)	da (11)	γβ (5)	c_1 (3)	c_2 (4)	G (4)
Ca g/kg	17,8	16,2	20,4	18,7	19,0	17,0	13,2	19,7	27,8
s[4]	3,2	1,9	3,7	1,8	3,6	2,7	1,7	3,5	2,1
Mg g/kg	4,2	2,8	3,0	3,4	3,1	3,4	3,3		4,2
s	0,8	0,7	0,6	0,3	0,8	0,4	1,1		0,4

Den niedrigsten Calciumanteil besitzt die Luzerne des Buntsandsteins und Tonschiefers (c_1) ($P = <0,05$ bis $<0,001$). Dieses Ergebnis deckt sich mit dem Befund von Bugdol [13], der mehr Ca in der Luzerne des mo_2 als in der des sm fand.

Legt man den niedrigsten Ca-Wert (13,2 g/kg Trockensubstanz) zugrunde, so reichen bereits 3 kg Luzernetrockensubstanz aus, um den Bedarf einer 10 kg Milch gebenden Kuh zu decken. Bei einem durchschnittlichen Ca-Anteil von 18,9 g/kg Luzernetrockensubstanz befriedigen 3 kg den Bedarf einer 20 kg Milch gebenden Kuh. Die Ca-Versorgung der Wiederkäuer wird demnach bei Luzernefütterung immer reichlich sein.

Der durchschnittliche Magnesiumgehalt der untersuchten Luzerne liegt bei 3,3 g/kg Trockensubstanz und deckt sich mit dem in den DLG-Tabellen [46] angegebenen Wert. Die Luzerne des Zechsteins und Granits enthielt gesichert mehr Mg als die der anderen Formationen. Den geringsten Mg-Anteil besaß die Luzerne des Buntsandsteins und von diesem wieder die des mittleren Buntsandsteins (2,2 g/kg), es folgt die des Muschelkalkes, wo besonders die Luzerne des mo_2 Mg-arm war (siehe auch Tabelle 10). Sowohl der Mg-Reichtum der Luzerne des Zechsteins als auch der niedrige Mg-Anteil der Luzerne des sm und mo_2 stimmen mit Ergebnissen von Michael und Schilling [26], die den löslichen Mg-Gehalt jener Böden untersuchten, überein. Für die Pflanzen- und Tierernährung sind diese Befunde nicht ohne Bedeutung, da die schlecht mit Mg versorgten Verwitterungsböden des sm und mo_2 in Thüringen weit verbreitet sind.

Trotz der niedrigeren Gehaltszahlen dürfte aber die Versorgung der Wiederkäuer mit Mg auf den genannten Formationen in der Regel gewährleistet sein,

[3] Die in Klammer gestellte Ziffer gibt die Anzahl der untersuchten Proben an.
[4] Standardabweichung

denn die von NAUMANN und BARTH [29] geforderte Mindestmenge von 2,5 g/kg Trockensubstanz wird nur auf sm unterschritten. 2,5 g Mg je kg Trockensubstanz liegen außerdem sicherlich über dem Bedarf der Wiederkäuer

2. Phosphor

Für eine normale Versorgung der Wiederkäuer mit P wird immer wieder ein Mindestgehalt von 3 g P/kg Heutrockensubstanz gefordert (Literatur bei 13). Im Mittel der 80 untersuchten Luzerneproben in der Knospe wurden 2,68 g/kg gefunden.

Tabelle 3

Der Phosphorgehalt der Luzerne auf den einzelnen geologischen Formationen in g/kg Trockensubstanz

	z (12)	s (12)	m (17)	k (12)	da (11)	γβ (5)	c (7)	G (4)
P g/kg	2,8	2,8	2,8	2,3	2,6	2,4	3,1	2,7
s	0,4	0,4	0,4	0,4	0,4	0,1	0,4	0,3

Da die Werbung der Luzerne zu Heu meist erst zu Beginn der Blüte erfolgt und bei der Trocknung Verluste auftreten, dürfte der P-Gehalt des aus dieser Luzerne geworbenen Heues noch niedriger sein. Für Luzerne in der Knospe werden in den DLG-Tabellen [46] 3,4 g/kg Trockensubstanz und von PICKETT [33] 3,2 g P/kg angegeben. Die von uns ermittelten P-Werte liegen beträchtlich unter diesen Gehaltsangaben. Am niedrigsten ist der P-Anteil der Luzerne des Keupers. Sie enthält gesichert weniger P als die des Zechsteins, Buntsandsteins, Muschelkalkes und der Tonschiefer und Grauwacken. Dieses Ergebnis konnte 1961 bestätigt werden [1]. Es ist deshalb notwendig, der P-Versorgung der Wiederkäuer im allgemeinen und der auf Keuper im besonderen große Aufmerksamkeit zu schenken. Durch Gaben von 100 g Standardmineralstoffgemisch an die Milchkühe kann die unzureichende P-Versorgung nicht beseitigt werden. Alle Phosphordüngemittel sollten deshalb in Thüringen auf Futterflächen gedüngt werden. Daneben kommt es durch die Thomasphosphatgabe zu einer Mn-Anreicherung der Pflanzen [30].

3. Kalium und Natrium

Der K-Gehalt der Futterration übersteigt den Bedarf der Wiederkäuer zumeist außerordentlich.

v. GRÜNINGEN [19] forderte, daß der K-Gehalt des Heues 25 g/kg nicht übersteigt. Der K-Anteil der Luzerne bleibt im Durchschnitt mit 31,3 g/kg Trockensubstanz über dieser Zahl, stimmt aber mit den Werten der DLG-Tabellen [46] (30 g/kg)

Tabelle 4

Der Kalium- und Natriumgehalt der Luzerne auf den einzelnen geologischen Formationen in g/kg Trockensubstanz

	zu+zo (8)	zm (4)	s (12)	m (17)	k (12)	da (11)	γβ (5)	c (7)	G (4)
K g/kg	31,8	21,7	38,9	32,4	29,1	30,6	32,8	34,7	12,6
s	4,8	5,1	3,7	7,0	6,0	6,9	6,4	5,9	3,1
Na g/kg	0,39	0,84	0,33	0,36	0,44	0,37	0,32	0,26	0,76
s	0,18	0,44	0,11	0,15	0,14	0,15	0,06	0,09	0,44

überein. Lediglich die Luzerne des mittleren Zechsteins und Granits enthält gesichert weniger K als die Luzerne der anderen Verwitterungsböden. Diese K-ärmere Luzerne ist Na-reich. Zwischen dem Na-Anteil der auf den anderen Formationen gewachsenen Luzerne bestehen keine gesicherten Unterschiede. WÖHLBIER und Mitarb. [50] fanden in auf Löß gewachsener Luzerne 1,1 g/kg Na. Die in Thüringen ermittelten Werte liegen niedriger.

4. Mangan und Zink

Der Mn-Gehalt der Pflanzen wird im wesentlichen durch den pH-Wert des Bodens und den Anteil aktiven Mn im Boden bestimmt. Die einzelnen Pflanzenarten haben noch dazu einen spezifischen Mangangehalt (3). Je niedriger der pH-Wert des Bodens ist, um so mehr aktives zweiwertiges Mn steht zur Verfügung und desto höher ist der Mn-Anteil der Pflanzen. Am Mn-reichsten war die Luzerne der Grauwacke. Sie enthielt gesichert mehr Mn als die Luzerne aller anderen Standorte. Die Luzerne des Lößes besaß mehr Mn als die des Keupers, Muschelkalkes und Gipses. WÖHLBIER und Mitarb. [50] fanden in der auf Löß gewachsenen Luzerne 40 ppm[5] Mn. Am wenigsten Mn enthielt die Luzerne des Muschelkalkes. Sie besaß gesichert weniger Mn als die auf Keuper, Buntsandstein, Zechstein, Löß und Grauwacke gewachsene.

Tabelle 5

Der Mangan- und Zinkgehalt der Luzerne auf den einzelnen geologischen Formationen in ppm

	z (12)	s (12)	m (17)	k (12)	da (11)	γβ (5)	c_1 (3)	c_2 (5)	G (4)
Mn	33	34	25	31	38	29	33	56	31
s	8,1	12,3	4,5	2,4	8,4	2,8	1,5	8,4	9,2
Zn	42	36	38	33	34	29	41		23
s	9,4	9,4	10,3	6,2	7,0	4,1	5,8		6,0

Die Luzerne gehört zu den Mn-armen Pflanzen [3]. Der durchschnittliche Gehalt von 33 ppm dürfte nicht ausreichen, um den Bedarf der Wiederkäuer zu decken. PICKETT [33] fand in Missouri 46 ppm in der Luzerne. Bei einem angenommenen Bedarf von 40 ppm Mn/kg Futtertrockensubstanz [48] werden sich Mangelerscheinungen bei Milchkühen in erster Linie auf Muschelkalkverwitterungsboden zeigen, weil hier die Luzerne besonders Mn-arm ist und Mn-reiches Wiesenheu auf Grund des geringen Dauergrünlandanteils kaum zur Verfügung steht. Mn-Mangelerscheinungen können sich als Fortpflanzungsstörung bei weiblichen Rindern äußern. Die Mangelerscheinungen wurden auf der Lehr- und Versuchsstation Remderoda (mo_2) während der Winterfütterung beobachtet und durch Gaben von 2 g $MnSO_4 \times H_2O$ je Rind und Tag beseitigt (48).

Der durchschnittliche Zinkgehalt der untersuchten Luzerne liegt mit 36 ppm etwas höher als der des Mangans. PICKETT [33] fand durchschnittlich 28 ppm Zn/kg in der Luzerne von Missouri, WÖHLBIER und Mitarb. [50] in der Luzerne des Lößes durchschnittlich 24 ppm. Der höchste Zn-Gehalt wurde in der Luzerne des Zechsteins, der Tonschiefer, der Grauwacken und des Muschelkalkes ermittelt. Bei der

[5] ppm = parts per million = mg/kg Trockensubstanz

letzteren ist der Anstieg gegenüber dem Mn besonders auffällig. Nach RANKAMA und SAHAMA [34] sind Schiefer Zn-reich, Granitgesteine enthalten weit weniger Zn. Das erklärt auch den gesichert niedrigeren Zn-Gehalt der auf Granitverwitterungsboden gewachsenen Luzerne. Zn-Mangelsymptome dürften bei der Luzerne des Granites trotzdem nicht auftreten, da die Mangelgrenze von 8 ppm nicht erreicht wird [12]. Zn-Mangelerscheinungen bei Wiederkäuern, die der Parakeratose des Schweines ähneln, wurden von LEGG und SEARS [23] beschrieben. Sie kamen bei einem Weidefutter mit 18—22 ppm Zn vor und äußerten sich als Haarausfall. In Europa sind bisher keine derartigen Fälle beschrieben worden.

5. Kupfer und Kobalt

Bei einem Cu-Gehalt des Grün- und Rauhfutters unter 5 ppm muß mit Cu-Mangelerscheinungen bei den damit gefütterten Wiederkäuern gerechnet werden (Literatur bei 3).

Tabelle 6

Der Kupfer- und Kobaltgehalt der Luzerne auf den einzelnen geologischen Formationen in ppm

	z (12)	s (12)	m (17)	k (12)	da (12)	γβ (5)	c (7)	G (4)
Cu	10,4	6,9	10,2	10,4	10,1	9,4	8,0	6,5
s	1,3	1,3	1,4	2,6	1,3	1,9	1,4	2,2
Co	0,20	0,14	0,16	0,15	0,14	0,14	0,14	0,09
s	0,08	0,09	0,11	0,06	0,06	0,06	0,09	0,01

HAVRE und Mitarb. [20] fanden allerdings in Norwegen bei durchschnittlich 5,5 ppm Cu im Futter Mangelerscheinungen bei Wiederkäuern. Bedingter Cu-Mangel kann durch einen zu hohen Mo-Gehalt der Ration ausgelöst werden. HAVRE und Mitarb. [20] stellten ihn bereits bei 6,6 ppm Cu und einem bis 17 ppm angestiegenen Mo-Gehalt des Futters fest.

Die auf Zechstein, Muschelkalk, Keuper und Löß gewachsene Luzerne enthielt im Mittel mehr als 10 ppm Cu. Den geringsten Cu-Anteil besaß die Luzerne des Granites. Hier lag der niedrigste Wert bei 5,2 ppm Cu. Die Möglichkeit des Auftretens von Cu-Mangelerscheinungen wird auf diesem Verwitterungsboden noch durch den hohen Mo-Gehalt der Luzerne dieser Formation unterstützt. Daneben erzeugen auch Buntsandstein, Tonschiefer und Grauwacke eine gesichert Cu-ärmere Luzerne als Zechstein, Muschelkalk, Keuper, Löß und Gips. Der niedrige Cu-Anteil der Luzerne auf Granit und Buntsandstein findet eine Stützung durch die Ergebnisse von JUNGEMANN [22], der im Boden dieser zwei geologischen Formationen sehr wenig lösliches Cu fand. Die Möglichkeit des Auftretens von Cu-Mangelerscheinungen bei Wiederkäuern dürfte aber hier nur bei einer zu späten Nutzung der Luzerne gegeben sein.

Interessant ist, daß zwischen Bor und Kupfer eine positive Korrelation besteht. Mit steigendem Cu-Gehalt ist auch ein höherer B-Anteil vorhanden (siehe Abb. 1).

Auf Beziehung zwischen beiden Elementen wiesen in anderem Zusammenhang bereits SCHKOLNIK und MAKAROWA [40], BOTTINI [10] SCHTSCHERBAKOW [41] hin.

Als Mindestgehalt an Co im Futter der Schafe werden in der Regel 0,07 ppm angegeben [3]. Der durchschnittliche Co-Gehalt aller untersuchten Proben betrug

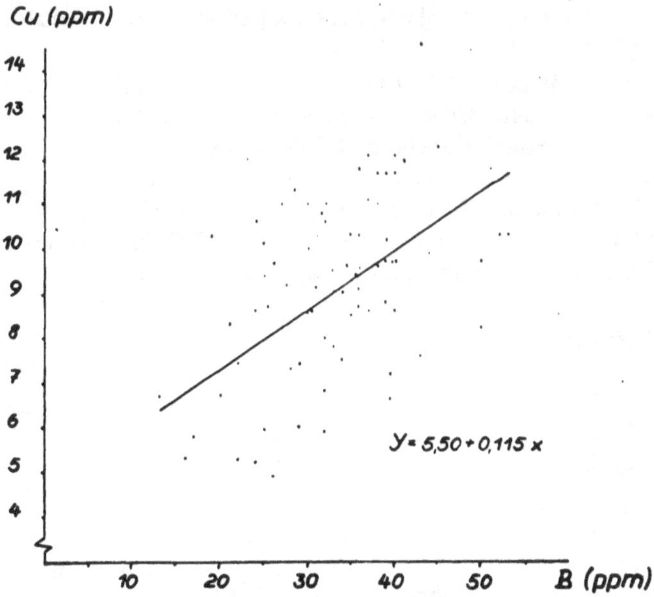

Abb. 1. Kupfer- und Borgehalt der Luzerne

0,15 ppm. WÖHLBIER und Mitarb. [50] fanden auf Löß 0,11 ppm Co in der Luzerne. Die Unterschiede im Co-Gehalt der Luzerne auf den einzelnen geologischen Formationen ließen sich nicht statistisch sichern. Den geringsten durchschnittlichen Co-Anteil besaß die Luzerne des Granits. Dieser Befund steht im Einklang mit den Ermittlungen von RIEHM und BARON [36], die im Granit wenig Co fanden. Um die Co-Versorgung der auf landwirtschaftlich genutzten Granitverwitterungsböden gehaltenen Schafe und Rinder zu überprüfen, sind weitere Untersuchungen notwendig. Auf mm [2], s [4] und c_2 [2] gab es einige Luzerneproben, die weniger als 0,07 ppm Co enthielten. Zechstein, Keuper, Tonschiefer, unterer und oberer Muschelkalk, Löß und Gips erzeugten eine ausreichend mit Co versorgte Luzerne.

6. Bor

Über die Höhe des „normalen" Borgehaltes der Luzerne bestehen unterschiedliche Auffassungen. MCHARGUE und Mitarb. (25) schreiben von 33,3 ppm B, RIEHM [35] gibt Werte zwischen 45 und 100 ppm B in Blättern von Pflanzen an, die auf gut mit B versorgten Böden wuchsen. DREGNE und POWERS [15] geben für gesunde Pflanzen 12,0 bis 22,5 ppm und für mangelkranke 7,0 bis 11,5 ppm an. DUNKLEE und MIDGLEY [16] glauben, daß bei einem B-Gehalt von 15 ppm eine B-Düngung

Tabelle 7

Der Borgehalt der Luzerne auf den einzelnen geologischen Formationen in ppm

	z(12)	s(12)	m(17)	ku_1(4)	ku_2 + km(8)	da(11)	γβ(5)	c(7)	G(4)
B	36,7	28,5	32,1	34,6	46,8	35,9	36,7	24,7	22,4
s	3,9	8,9	7,0	4,1	7,3	6,1	6,3	5,8	3,9

nötig ist. BEAR und WALLACE [8] und STINSON [43] sehen einen Gehalt unter 20 ppm als kritischen Grenzwert an.

Nimmt man wie BEAR und WALLACE [8] und STINSON [43] 20 ppm als Grenzwert an, dann liegen die gefundenen B-Mengen mit 4 Ausnahmen (Einzelwerte) über diesem Wert. Der durchschnittliche B-Gehalt der Luzerne auf den einzelnen Formationen unterscheidet sich nur wenig, die Streuung innerhalb der Gruppen ist relativ groß. Zwischen Granit und Schiefer einerseits und Gips, Keuper, Zechstein und Löß andererseits bestehen signifikante Unterschiede im B-Gehalt der Luzerne. Die gefundenen Werte deuten nicht darauf hin, daß das vegetative Wachstum durch

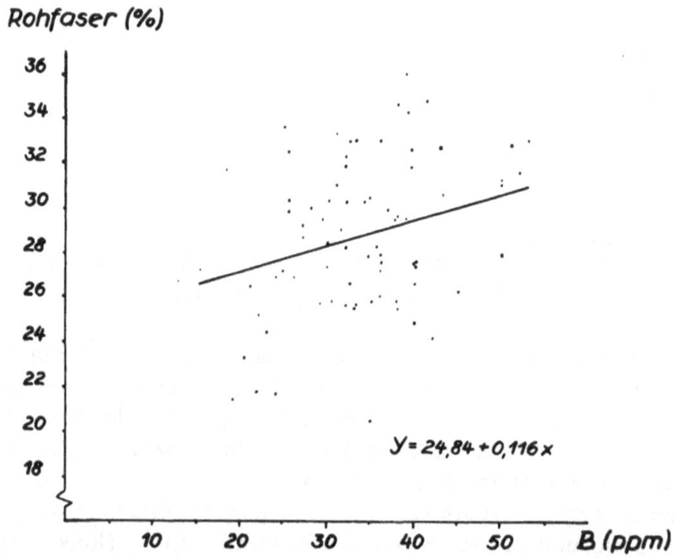

Abb. 2. Rohfaser- und Borgehalt der Luzerne

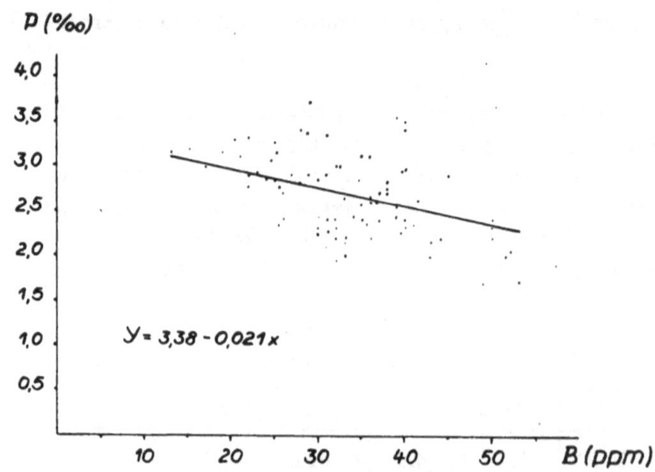

Abb. 3. Phosphor- und Borgehalt der Luzerne

B-Mangel oder B-Überangebot beeinflußt und die Grünmasseerträge gemindert wurden.

Im untersuchten Material scheint mit zunehmendem B-Gehalt der Rohfaseranteil anzusteigen. (Siehe Abb. 2)

Im Gegensatz dazu sinkt der P-Gehalt mit ansteigenden B-Werten (Abb. 3). Hinweise auf Beziehungen zwischen beiden Elementen gibt es. JAKOWLEWA [21] stellte bei Kleesamen fest, daß bei B-Mangel im Boden ein höherer P-Gehalt im Samen auftritt und umgekehrt. BECKENBACH [9] meint an Hand von Versuchen mit Tomaten, daß der B-Bedarf mit steigenden P-Gaben verringert wird und umgekehrt P-Mangel den B-Bedarf erhöht. Unsere Untersuchungen zeigten, daß bei Luzerne, die auf verschiedenen Standorten wuchs, P- und B-Gehalt negativ korreliert sind.

7. Eisen und Molybdän

Die untersuchte Luzerne enthält im Durchschnitt 168 ppm Fe, wobei der niedrigste Wert 68 und der höchste 513 ppm beträgt. WÖHLBIER und Mitarb. [50] fanden in auf Löß gewachsener Luzerne 180 ppm, PICKETT [33] ermittelte durchschnittlich 144 ppm Fe in der Luzerne.

Am eisenreichsten war die Luzerne des Lößes. Sie enthielt mit Ausnahme des Tonschiefers und der Grauwacke gesichert mehr Fe als die der anderen Formationen. Am wenigsten Fe besaß die Luzerne des mittleren und unteren Muschelkalkes, des Granits und des Buntsandsteins. Alle Proben enthalten aber mehr als 50 ppm Fe. Diese Menge ist nach PHILIPPS [32] zur ausreichenden Versorgung der Wiederkäuer mit Fe erforderlich. Bei näherer Betrachtung des Fe-Gehaltes der Luzerne auf den einzelnen Formationen fällt besonders auf, daß die Luzerne des mu und mm gesichert Fe-ärmer als die des mo_2 ist. Die Ursache hierfür kann in der unterschiedlichen Mo-

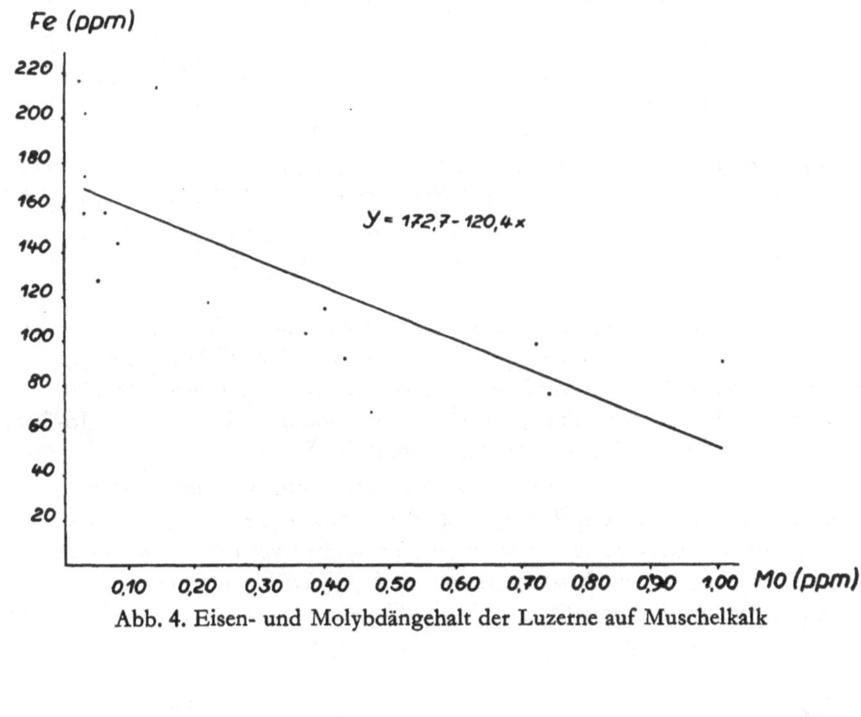

Abb. 4. Eisen- und Molybdängehalt der Luzerne auf Muschelkalk

Versorgung der einzelnen Standorte gesucht werden. Die Luzerne des mu und mm enthielt im Mittel mehr als 0,30 ppm Mo. Mo-Mangel trat bei ihr nicht auf. Dieser kam aber bei der auf mo_2 gewachsenen vor und führt zu einer Fe-Anreicherung in der Mo-Mangelluzerne [6]. Zur Bindung des Luftstickstoffs ist neben Mo auch Fe erforderlich [31]. Abbildung 4 zeigt den Zusammenhang zwischen Fe- und Mo-Gehalt der Luzerne auf Muschelkalkverwitterungsboden.

Der Mo-Gehalt der untersuchten Luzerne bewegt sich zwischen 0,02 und 3,85 ppm. Die Schwankungen des Gehaltes gehen damit über die bei den anderen Elementen beschriebenen weit hinaus. Ordnet man die Luzerne nach ihrem Mo-Anteil, dann zeigt sich, daß bestimmte Verwitterungsböden Luzerne mit hohem bzw. niedrigem Mo-Gehalt erzeugen. Den höchsten Mo-Anteil besaß die Luzerne des Granites. Er ist auf den in diesem Eruptivgestein enthaltenen Molybdänglanz zurückzuführen [28]. Im 2. Schnitt Luzerne wurden sogar 7,50 ppm Mo ermittelt. Dieser Befund ist nicht ohne Bedeutung für die Wiederkäuer, da es auf Grund des hohen Mo-Gehaltes zu bedingten Cu-Mangelerscheinungen [20] kommen kann, die noch durch den niedrigen Cu-Anteil des Futters auf dieser Formation unterstützt werden. Reichlich mit Mo versorgt ist auch die Luzerne des Zechsteins, des unteren und mittleren Buntsandsteins, der Tonschiefer und Grauwacken und des Gipses. Die Luzerne der genannten Formationen enthielt gesichert mehr Mo als die des oberen Muschelkalkes, Keupers, Lößes und oberen Buntsandsteins.

Tabelle 8

Der Rohprotein-, Molybdän- und Eisengehalt der Luzerne auf den einzelnen geologischen Formationen

	z	su	sm	so	mu, mm	mo_2	k	da	γβ	c	G
Rohprotein %	20,8	22,1		17,8	19,50	16,0	18,3	17,4	18,5	22,8	
s	1,3		2,0	1,7	2,2	1,7	1,6	2,0	1,2	1,5	
Mo ppm	0,99	1,38	0,94	0,29	0,55	0,05	0,27	0,20	0,71	0,92	3,04
s	0,46	0,52	0,28	0,18	0,28	0,04	0,14	0,09	0,23	0,70	1,04
Fe ppm	179		133		95	176	161	241	153	229	105
s	36		27		17	32	37	114	18	72	8

Michael und Trobisch [27] fanden im Schiefer-, Granit-, Zechstein- und unteren Buntsandsteinverwitterungsboden größere Mengen oxalatlösliches Mo als im Löß-, Keuper-, Muschelkalk- und mittleren Buntsandsteinverwitterungsboden. Mit Ausnahme des sm ergibt sich somit gute Übereinstimmung zwischen dem Mo-Gehalt der Luzerne und des oxalatlöslichen Mo-Anteils der Böden.

Ein erheblicher Teil der Luzerne des oberen Muschelkalkes, des Lößes und in geringerem Ausmaße des Keupers zeigte bei der Probenahme geringen Wuchs, besaß gelbe Blätter und wies keine Knospen auf. Es waren typische Merkmale des Mo-Mangels, der bereits früher beschrieben wurde [4, 6]. Die analytischen Untersuchungen zeigten einen außerordentlich niedrigen Mo-Anteil. Bei einem Mo-Gehalt unter

0,10 ppm fand DICK [14] bei Schafen Cu-Vergiftungen, die auf einer zu starken Cu-Speicherung in der Leber beruhten.

Die Luzerne des mo_2 enthielt zwischen 0,14 und 0,02 ppm, die des Lößes zwischen 0,92 und 0,02 ppm Mo. Von der Luzerne des mo_2 besaßen bei insgesamt 9 Proben 8 und bei der des Lößes von 11 Proben 8 weniger als 0,10 ppm Mo. Zwischen Mo- und Rohproteingehalt der Luzerne ergaben sich enge Beziehungen (Tabelle 8). Für die Luzerne des Muschelkalkes und Buntsandsteines werden diese Korrelationen in den Abbildungen 5 und 6 gezeigt.

Da Mo-Mangel zu einer Verminderung des Rohproteingehaltes führt [11, 6], wurde angenommen, daß die Luzerne des mo_2, da und k mit Mo unterversorgt ist. Den endgültigen Beweis konnte aber nur die Mo-Düngung bringen. Zu diesem Zweck wurde auf je 6 Luzerneflächen des mo_2 und da, auf denen die Luzerne des 1. Schnittes weniger als 0,10 ppm Mo enthielt, und auf 2 Luzerneschlägen des Keupers zum

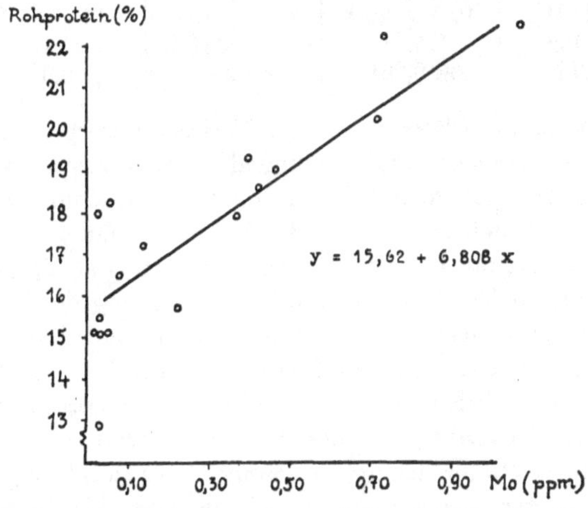

Abb. 5. Molybdän- und Rohproteingehalt der Luzerne des Muschelkalkes

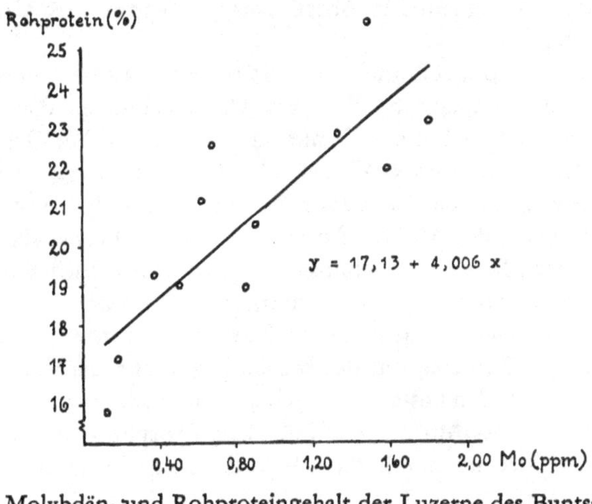

Abb. 6. Molybdän- und Rohproteingehalt der Luzerne des Buntsandsteins

2. Schnitt 2 kg Natriummolybdat/ha gedüngt und nach 28 Tagen der Ertrag ermittelt und Proben der gedüngten und ungedüngten Luzerne gesammelt. Die Ergebnisse dieses Düngungsversuches sind in der Tabelle 9 dargestellt. Die mit Mo gedüngte Luzerne des mo_2 und des da zeigte ein deutlich verbessertes Wachstum.

Tabelle 9
Trockenmasseertrag, Rohprotein-, Asche-, Molybdän- und Eisengehalt der Luzerne 28 Tage nach der Düngung mit 2 kg Natriummolybdat/ha

	Tr.-S.-Ertr. dz		Rohprot. %		Asche %		Mo ppm		Fe ppm	
	O	Mo	O	Mo	O	Mo	O	Mo	O	Mo
da (6)	21,6	28,5	20,0	24,4	11,5	10,6	0,08	1,57	177	154
mo_2 (6)	22,7	33,3	19,9	23,4	11,0	10,7	0,06	3,63	135	108
k (2)			16,6	18,4	10,7	10,4	0,10	14,02	120	114
⌀ (14)	22,3	31,5	19,5	23,1	11,2	10,6	0,07	4,23	151	129
t =	3,469		6,679		4,043		3,122		2,399	
P =	<0,05		<0,001		<0,01		<0,01		<0,05	

Die Gelbverfärbung der Blätter verschwand bei der gedüngten Luzerne, sie besaß Blüten, war stärker verzweigt und der ungedüngten Luzerne in der Wuchshöhe deutlich überlegen. Sie brachte einen 41% höheren Trockenmasseertrag als die ungedüngte. Der Eiweißanteil erhöhte sich durch die Mo-Düngung von durchschnittlich 19,5 auf 23,1%, also um 18%. Neben dem Mehrertrag an Trockenmasse kommt es zu einer qualitativen Verbesserung [7]. Eine Erhöhung des Rohproteingehaltes durch Mo-Gaben auf schlecht mit diesem Spurenelement versorgten Böden trat nicht nur bei der Luzerne ein, sondern konnte auch bei Schwedenklee, Rotklee [6], Kartoffeln, Rübenblatt, Rüben, Hafer, Ackerbohnen, Futtererbsen und Welschem Weidelgras festgestellt werden [17]. Diese Ergebnisse gewinnen im Zusammenhang mit dem während des Winters häufig vorkommenden Eiweißmangel in der Wiederkäuerfütterung besondere Bedeutung. Versuche im Jahre 1961 zeigten, daß Luzerne mit weniger als 0,30 ppm Mo aus Mo-Gaben mit einer Erhöhung des Rohproteingehaltes antwortet. Bei einem Mo-Anteil unter 0,10 ppm stieg daneben auch der Trockenmasseertrag [1].

Der Aschegehalt der ungedüngten Luzerne ist höher als der der gedüngten. Mo-Mangelpflanzen zeigten schon bei früheren Untersuchungen dieses Ergebnis [5]. Durch die Mo-Düngung erhöhte sich nur auf Keuper der Mo-Gehalt der Luzerne über 10 ppm. Dieser relativ hohe Mo-Anteil der Luzerne wirkte noch nicht schädlich für die Wiederkäuer, da das Futter Cu-reich war [17]. Außerdem vergingen zwischen der Düngung des Mo auf die Pflanze und der Probenahme nur 28 Tage. Bei dem Einsatz des Mo als Düngemittel durch landwirtschaftliche Betriebe ist die Zeitdifferenz zwischen Düngung und Futtermahd viel größer.

Die Mo-Gabe verringerte den Eisengehalt der Luzerne um durchschnittlich 22 ppm. Das steht in Einklang mit der bereits beschriebenen Korrelation zwischen Mo und Fe. Auch im Boden bestehen zwischen Fe und Mo Beziehungen, die Einfluß auf die Verfügbarkeit des Mo nehmen [44]. Der Phosphor- und Trockensubstanzgehalt der Luzerne wurde durch die Mo-Gabe nicht beeinflußt, der Mn-Anteil nur ganz geringfügig.

Tabelle 10

Die Zusammensetzung der Luzerne auf Böden verschiedener geologischer Herkunft (bezogen auf Trockensubstanz)

	Tr.-S.	Roh-prot.	Roh-fett	Roh-faser	N-fr. Extr.	Asche	Ca	Mg	P	K	Na	Fe	Mn	Zn	B	Cu	Mo	Co
	%	%	%	%	%	%	g/kg	g/kg	g/kg	g/kg	g/kg	ppm	ppm	ppm	ppm	ppm	ppm	ppm
zu_2 (4)	17,8	21,1	3,5	25,2	39,1	11,1	16,3	3,86	2,64	32,4	0,36	175	37	39	39,6	10,9	1,15	0,24
zm_1 (4)	18,1	21,1	3,4	26,5	38,6	10,4	18,5	4,72	3,04	21,7	0,84	173	33	44	35,3	10,8	0,88	0,14
zo (4)	19,6	20,2	2,9	28,3	37,5	11,1	18,6	3,92	2,66	31,3	0,42	188	30	44	35,3	9,6	0,96	0,21
su (4)	16,3	22,9	3,0	25,3	37,6	11,2	14,8	3,09	3,14	39,3	0,42	153	38	41	24,1	7,4	1,38	0,13
sm (4)	17,6	21,2	2,7	28,5	36,2	11,4	16,4	2,18	2,75	40,3	0,29	132	35	32	29,9	6,0	0,94	0,21
so (4)	18,2	17,8	3,8	30,6	36,6	11,2	17,4	3,07	2,59	37,2	0,29	113	29	35	31,7	7,5	0,29	0,09
mu (4)	18,2	19,8	2,8	27,6	38,4	11,4	22,1	3,39	2,52	33,1	0,33	90	23	37	30,8	9,6	0,50	0,14
mm (4)	18,5	19,3	2,6	29,1	38,0	11,0	23,1	3,27	2,96	29,3	0,54	100	23	44	32,6	10,6	0,61	0,06
mo_2 (9)	19,9	16,0	3,0	30,3	40,1	10,6	18,5	2,79	2,75	33,5	0,31	176	27	35	32,1	10,3	0,05	0,22
ku_1 (4)	19,9	17,6	3,1	32,6	35,9	10,8	17,9	3,27	2,63	30,9	0,39	164	34	33	34,6	9,1	0,19	0,15
ku_2 (4)	21,0	18,9	2,7	31,5	36,0	10,9	18,2	3,50	2,05	29,1	0,43	173	29	34	51,6	9,6	0,28	0,17
km (4)	21,1	18,3	3,1	33,1	34,9	10,6	20,0	3,31	2,22	27,5	0,50	147	31	32	42,0	12,6	0,36	0,12
da (11)	20,7	17,4	2,8	28,5	40,5	10,8	19,0	3,06	2,57	30,6	0,37	241	38	34	35,9	10,1	0,20	0,14
γβ (5)	20,7	18,5	3,0	32,4	35,6	10,5	17,0	3,40	2,39	32,8	0,32	153	29	29	36,7	9,4	0,71	0,14
c_1 (3)	17,6	22,7	3,1	24,7	38,0	11,5	13,2	2,92	2,86	35,3	0,29	228	33	38	26,0	7,9	0,86	0,20
c_2 (4)	15,3	23,0	2,4	21,8	42,5	10,3	19,7	3,53	3,31	34,2	0,21	230	56	43	23,7	8,1	0,96	0,09
G (4)	21,5	18,1	2,4	28,3	41,4	9,8	27,8	4,21	2,74	12,6	0,76	105	31	23	22,4	6,5	3,04	0,09
Mittel	19,2	19,1	2,9	28,7	38,5	10,8	18,9	3,32	2,68	31,3	0,41	168	33	36	33,5	9,3	0,69	0,15

Zusammenfassung

Um die Mineralstoffversorgung auf den Verwitterungsböden der verschiedenen geologischen Formationen zu überprüfen, wurden in Thüringen zum 1. Schnitt 1960 80 Luzerneproben in der Knospe gesammelt und ihr Gehalt an Rohnährstoffen, Ca, Mg, P, K, Na, Fe, Zn, Mn, B, Cu, Mo und Co bestimmt. Auf 14 Standorten der Luzerne, wo sie weniger als 0,10 ppm Mo enthielt, wurden zum 2. Schnitt 2 kg Natriummolybdat versuchsmäßig gedüngt und nach 28 Tagen der Ertrag auf den ungedüngten und gedüngten Flächen bestimmt und Luzerneproben entnommen. Die Untersuchungen brachten folgende Ergebnisse:

1. Der durchschnittliche Trockensubstanz-, Rohfett-, Rohfaser- und Aschegehalt der Luzerne in der Knospe stimmt mit den Tabellenwerten von WERNER und der DLG überein. Der niedrigere Rohproteingehalt des untersuchten Materials beruht auf Mo-Mangel, welcher bei der Luzerne des oberen Muschelkalkes, Keupers und Lößes vorkommt. Zwischen dem Rohfasergehalt der Luzerne und dem Boranteil ergab sich eine positive Korrelation.

2. Der durchschnittliche Mengenelementgehalt der 80 Luzerneproben betrug: 18,9 g Ca, 3,32 g Mg, 2,68 g P, 31,3 g K und 0,41 g Na/kg Trockensubstanz. Die Luzerne des Zechsteins enthielt die größten Mg-Mengen, am ärmsten war die Luzerne des Buntsandsteins und Muschelkalkes. Der durchschnittliche Phosphorgehalt der Luzerne lag unter der Norm von 3 g/kg. Die schlechteste P-Versorgung zeigte der Keuper (2,3 g/kg). Es wurde eine negative Korrelation zwischen P- und B-Anteil der Luzerne gefunden.

3. Die Luzerne enthielt im Mittel 168 ppm Fe, 33 ppm Mn, 36 ppm Zn, 34 ppmB, 9,3 ppm Cu, 0,69 ppm Mo und 0,15 ppm Co. Der mittlere Mn-Gehalt der Luzerne ist niedriger, als für eine ausreichende Mn-Versorgung der Wiederkäuer erforderlich ist. Besonders die Luzerne des Muschelkalkes enthält weniger Mn. Auf dieser Formation kann Mn-Mangel bei Wiederkäuern vorkommen. Der höchste Zn-Anteil wurde in der Luzerne des Zechsteins, des Muschelkalkes und der Schiefer ermittelt, der niedrigste in der des Granites. Cu und B waren positiv korreliert. Wenig Cu besaß die Luzerne des Buntsandsteins, Schiefers und Granites. Hier kann es zu Cu-Mangel kommen, da besonders bei letzterem der Mo-Gehalt hoch ist. Die Luzerne der anderen Formationen enthielt mehr als 10 ppm Cu. Die gefundenen B-Werte dürften zu einer normalen vegetativen Entwicklung der Luzerne ausreichen. Von den untersuchten Luzerneproben enthielten 8 weniger als 0,07 ppm Co und lagen damit unter der Mangelgrenze. Alle Luzerneproben besaßen mehr als 50 ppm Fe. Auf oberem Muschelkalk, Löß und Keuper zeigte die Luzerne Mo-Mangelsymptome. Der Mo-Gehalt lag z. T. unter 0,10 ppm. Es ergab sich eine positive Korrelation zwischen Mo- und Rohproteingehalt und eine negative zwischen Mo und Fe. In der Luzerne des Granites lag der Mo-Gehalt über 3 ppm.

4. 2 kg Natriummolybdat/ha zu Luzerne mit weniger als 0,10 ppm Mo zum 2. Schnitt gedüngt, beseitigte die Mangelsymptome, erhöhte den Trockenmasseertrag von 22,3 auf 32,5 dz/ha, steigerte den Rohproteingehalt von 19,5 auf 23,1% und senkte den Fe-Anteil von 151 auf 129 ppm.

Literaturverzeichnis

[1] Anke, E.: Diplomarbeit Jena, Landw. Fakultät 1962.
[2] Anke, M.: Jahrbuch d. Arbeitsgem. f. Fütterungsberatung **2**, 340, 1958/1959.
[3] Anke, M.: Ztschr. f. Acker- u. Pflanzenbau **112**, 113, 1961.
[4] Anke, M.: Ztschr. f. Landw. Versuchs- und Untersuchungswesen **6**, 39, 1960.
[5] Anke, M.: Diss. Jena, Landw. Fakultät 1959.
[6] Anke, M., B. Graupe und S. Trobisch: Die Deutsche Landwirtschaft **11**, 230, 1960.
[7] Anke, M. und K. Gruhn: Ztschr. f. Landw. Versuchs- und Untersuchungswesen **8**, 1962, im Druck
[8] Bear, F. E. und A. Wallace: Better Crops with Plant Food **34**, 13—18, 45—47, 1950.
[9] Beckenbach, I. R.: Ref. Ztschr. f. Pflanzenern., Düng. u. Bodenkunde **44**, 248, 1949.
[10] Bottini, E.: Ann. Sper. agrar. (Rom) **4**, 895, 1950.
[11] Brandenburg, E.: Erg. Landw. Forschung Heft 3, S. 107, 1960.
[12] Brown, L. C. und F. G. Viets: Agron. J. **44**, 276, 1952.
[13] Bugdol, G.: Diss. Jena, Landw. Fakultät 1961.
[14] Dick, A. T.: Soil. Sci. **81**, 229, 1956.
[15] Dregne, H. E. und W. L. Powers: J. Amer. Soc. Agron. **34**, 902, 1942.
[16] Dunklee, D. E. und A. R. Midgley: Vermont Agric. Expt. Sta. Bull. 501, 1943.
[17] Graupe, B.: Diss. Jena, Landw. Fakultät, in Vorbereitung.
[18] Gruhn, K.: Archiv f. Tierern. **11**, 410, 1961.
[19] Grüningen, F. v.: Landw. Jahrb. d. Schweiz **58**, 163, 1944.
[20] Havre, G. H., O. Dynna und F. Ender: Acta Vet. Scandinavia **1**, 250, 1960.
[21] Jakowlewa, W. W.: Dokl. AN USSR **75**, 95, 1950.
[22] Jungemann, K.: Landw. Forschung **13**, 153, 1960.
[23] Legg, S. P. und L. Sears: Nature **186**, 1061, 1960.
[24] Linder, A.: Statistische Methoden, Verlag Birkhäuser, Basel 1951.
[25] McHargue, I. S., W. S. Hodkiss und E. B. Offut: J. Amer. Soc. Agron. **32**, 622, 1940.
[26] Michael, G. und G. Schilling: Ztschr. f. Pflanzenern., Düng. und Bodenkunde **79**, 31, 1957.
[27] Michael, G. und S. Trobisch: Ztschr. f. Pflanzenern. Düng. und Bodenkunde **93**, 9, 1961.
[28] Moenke, K.: Diss. Jena, Naturw. Fakultät 1958.
[29] Naumann, K. und K. Barth: Landw. Forschung **12**, 186, 1959.
[30] Nehring, K. und W. Borchmann: Die Deutsche Landwirtschaft **12**, 538, 1961.
[31] Nicholas, D. J. D.: Ann. Botany **21**, 587, 1957.
[32] Philipps, P. H.: Futter und Fütterung 41/42, 1954.
[33] Pickett, E. E.: Research Bull. 724, 1960.
[34] Rankama, K. und Th. G. Sahama: Geochemistry, The University of Chikago Press 1952.
[35] Riehm, H.: Landw. Forschung, 9. Sonderheft, 106, 1957.
[36] Riehm, H. und H. Baron: Landw. Forschung **5**, 145, 1953.
[37] Sasum, K.: Diss. Jena, Landw. Fakultät 1962 in Vorbereitung.
[38] Scheffer, F. und H. Pajenkamp: Ztschr. f. Pflanzenern., Düng. und Bodenkunde **56**, 2, 1952.
[39] Schilling, G.: Ztschr. f. Versuchs- und Untersuchungswesen **3**, 236, 1957.
[40] Schkolnik, M. I. und N. A. Makarowa: Dokl. AN USSR **68**, 613, 1949.

[41] Schtscherbakow, A. P.: In: Die Verwendung der Mikroelemente in der Landwirtschaft und in der Medizin, Redakt.: I. W. Peiwe, Riga 1959.
[42] Snedecor, G.: Statistical methods. The Iowa State College Press, Ames, Iowa 1956.
[43] Stinson, C. H.: Soil. Sci. **75**, 31, 1953.
[44] Trobisch, S.: Diss. Jena, Landw. Fakultät 1960.
[45] Verband deutscher landw. Untersuchungs- u. Forschungsanstalten: Futterwerttabellen der DLG **17**, 2. Aufl., 1955.
[46] Verband deutscher landw. Untersuchungs- u. Forschungsanstalten: Futterwerttabellen der DLG, Mineralstoffe, DLG Verlags-GMBH, Frankfurt/Main 1960.
[47] Werner, A.: Richtig füttern, Deutscher Bauernverlag Berlin 1949.
[48] Werner, A., u. M. Anke: Archiv f. Tierern. **10**, 142, 1960.
[49] Werner, A. und K. Gruhn: Archiv f. Tierern. **11**, 116, 1961.
[50] Wöhlbier, W., M. Kirchgessner und W. Oelschläger: Archiv. f. Tierern. **9**, 194, 1959.

Eingegangen am 8. 1. 1962

Zootechnische Fakultät, Sofia

NITSCHO IVANOV und CEKO IVANOV

Die Eiweißresorption im Hühnerdarm in Abhängigkeit von der Wasserstoffionenkonzentration im Darm und dem Kohlendioxydgehalt des Blutes

Die Eiweißstoffe werden von der Darmschleimhaut resorbiert, nachdem sie im Verdauungsapparat zu Aminosäuren abgebaut worden sind. Der Mechanismus dieser Resorption ist aber immer noch ungeklärt. Nach WRIGHT [19] handelt es sich hierbei zum Teil um eine einfache Diffusion, zum Teil um einen aktiven Prozeß. Die meisten Autoren sind jedoch der Ansicht, daß es in erster Linie eine aktive Tätigkeit des Darmepithels sei, die sowohl von lokalen als auch von allgemeinphysiologischen Funktionen des Organismus abhängt. In letzterer Richtung führten auch wir einige unserer Untersuchungen [9, 10] durch, die gewisse Seiten der Abhängigkeit zwischen dem Resorptionsprozeß und dem Gesamtorganismus klären.

Die bisherigen Untersuchungen über die Resorption der Aminosäuren wurden in zwei Richtungen geführt: 1. zur Aufdeckung der grundlegenden Gesetzmäßigkeiten bei der normalen Resorption der Aminosäuren wurden untersucht: Abhängigkeit zwischen Resorption und Konzentration, Verbindung zwischen stereochemischer Isomerie und Resorption u. a.; 2. zur Feststellung der Beeinflussung der Resorption der Aminosäuren durch ihre chemische Konstitution, ferner der inhibitorischen Wirkung einiger chemischer Stoffe auf die Resorption der Aminosäuren usw.

Zur ersten Gruppe der Untersuchungen gehören die Arbeiten von JERVIS and SMYTH [11], GIBSON and WISEMAN [6], AGAR, HIRD and SIDHU [1], FRIDHANDLER and QUASTEL [5], WISEMAN [18], CLARKE, GIBSON, SMYTH and WISEMAN [2] u. a. Es ist eine direkte Proportionalität zwischen der Aminosäurenkonzentration im Darmlumen und dem Resorptionsgrad festgestellt worden.

Von den stereoisomeren Formen verschiedener Aminosäuren wird ebenfalls gesichert gezeigt, daß die L-Formen rascher resorbiert werden als die D-Formen. Auch die bevorzugte Resorption der L-Formen vor den D-Formen bestätigt, daß die Resorption ein aktiver und kein einfacher physikalisch-chemischer Prozeß ist.

AGAR, HIRD and SIDHU [1] haben an der isolierten Darmschlinge bei Ratten nachgewiesen, daß die L-Isomeren der Aminosäuren in der Darmwand und in Richtung des höheren Resorptionsgradienten resorbiert werden, während WISEMAN [18] hierzu ergänzt, daß sich dies lediglich auf die Monoaminocarbonsäuren beziehe, nicht aber auch auf die Diaminocarbonsäuren.

Die zweite Richtung, in der die Untersuchungen über die Resorption der Aminosäuren geführt wurden, bezieht sich auf die Wirkung von Inhibitoren wie Kaliumcyanid, Dinitrophenol u. a. sowie auf die Kompetitivität bei der Resorption der Aminosäuren durch die Darmschleimhaut. In dieser Richtung führten PAINE, HOWARD, NEUMANN and TAYLOR [15], HARTMANN u. Mitarbeiter [7] u. a. ihre Untersuchungen.

Nach den letztgenannten Autoren findet die Resorption der einzelnen Aminosäuren durch die Darmwand periodisch statt und hängt von der Größe der entsprechenden Säuremoleküle ab. Diese Autoren finden aber, daß keine Abhängigkeit zwischen der Resorptionskonstanten und der Aminosäurenkonzentration im Darmlumen besteht.

JERVIS and SMYTH [12] stellten fest, daß L-Methionin die Resorption von L-Histidin u. a. hemmt.

Recht unklar ist jedoch das Problem der Resorption der Eiweißbausteine in Abhängigkeit von Veränderungen der Wasserstoffionenkonzentrationen im Organismus. Die Beständigkeit des inneren Milieus im Organismus ist grundsätzlich auch mit einem konstanten p_H der Körpergewebe, der Sekretions- und Exkretionsflüssigkeiten usw. verbunden. Die Schwankungen bewegen sich hier in engen Grenzen, und der Organismus ist bestrebt, sie auszugleichen. Die in dieser Richtung geführten Untersuchungen sind sehr wenig an der Zahl und klären nur zum Teil einige Fragen.

MORGUN [21] hat bei stärkerer Bewegung von Tieren einen gesenkten p_H-Wert des Chymus und gleichzeitig damit eine verminderte Laktose- und Glutaminsäureresorption beobachtet. TITAEV (zitiert nach FAITELBERG [22]) stellte ebenfalls eine verminderte Resorption bei p_H 3,5 bis 4,5 fest.

Es fehlen Untersuchungen über die Resorption der Eiweißbausteine in Abhängigkeit von der p_H-Reaktion im Darmmilieu, z. B. bei Veränderungen nach der sauren oder alkalischen Seite (insbesondere bei verändertem Niveau eines der wichtigsten Puffersysteme — des Karbonatpuffers).

Die Resorption ist ihrem Wesen nach ein Prozeß, der grundsätzlich von der Permeabilität der Darmschleimhaut abhängt. Diese Permeabilität ist ihrerseits wiederum von zahlreichen Faktoren abhängig — zentrale oder lokale —, die nervaler oder physikochemischer Natur usw. sein können. Einige dieser Faktoren haben wir in unseren früheren Arbeiten über die Resorption der Kohlehydrate untersucht.

Unsere vorliegende Arbeit bezweckt in erster Linie die Feststellung des normalen Resorptionsgrades der Eiweißstoffe bei Hühnern und der Eiweißresorption bei verschiedener p_H-Reaktion des Darminhaltes. Den Anlaß hierzu gab einerseits die saure Reaktion des Darmsaftes beim Geflügel, die sich von dem p_H-Wert des Darminhaltes der Säugetiere unterscheidet, andererseits die Möglichkeit, eine erhöhte Reaktion durch Verfütterung verschiedener Futterstoffe hervorzurufen, die an sich schon sauer sind (Silagen), oder deren Zusammensetzung die Bildung sauer reagierender Stoffe erwarten läßt.

Das weitere Ziel unserer Untersuchungen ist die Feststellung des Resorptionsgrades bei verändertem p_H im Organismus infolge erhöhter Azidität und Alkalisierung. Im Ermüdungszustand, bei Erkrankungen oder aber bei kontinuierlicher Aufnahme saurer Nahrung kann es zu einer Erschöpfung der Alkalireserven im Organismus und zu einer erhöhten Azidität des gesamten Organismus (nicht nur des Darminhaltes) kommen. Anderseits ist durch die Ernährung auch eine Alkalisierung des Organismus möglich.

Material und Methodik

Die Versuche wurden an 24 etwa einjährigen Hähnen der Rassen Weiße Plymouth-Rocks und Cornish durchgeführt. Die Fütterungs- und Pflegebedingungen waren für alle Tiere die gleichen.

Zur Durchführung der Versuche wurden alle Hähne nach der von HOWARD, NEWMAN and TAYLOR [8] für Hühner geprüften Thiry-Vella-Methode operiert.

Die Operation wurde — nach unserer Modifikation — in folgender Weise durchgeführt: nach 12stündigem Hungern wird das Tier auf dem Operationstisch fixiert. An der linken Körperseite werden die Federn hinter der letzten Rippe entfernt und somit das Operationsfeld freigelegt. Es folgt die Desinfektion und darauf ein etwa 5 cm langer Schnitt, parallel zur Wirbelsäule, im Bereich Brustbein, Abdominalfortsatz, letzte Rippe. Nach Eindringen in die Brust-Bauch-Höhle wird das Omentum in seinem dünnsten (Teil nach vorn und links vom Muskelmagen) aufgerissen. Nach Durchreißung auch des Luftsacks wird die oberste Darmschlinge, die sich ungefähr in der Mitte des Leerdarms befindet, abpräpariert. Sie wird aus der Einschnittöffnung herausgeführt, und man mißt davon einen Abschnitt von 20 cm ab. Hierbei muß darauf geachtet werden, daß die Darmschlinge gut blutversorgt ist. An die beiden Enden der Darmschlinge werden Péan-Klemmen angesetzt und dahinter der Darm abgeschnitten. Um die Durchlässigkeit des Verdauungsapparates wiederherzustellen, werden die beiden invaginierten Enden des Dünndarms übereinandergenäht und zwischen ihnen eine längsverlaufende Anastomose geschaffen. In beide Enden der 20 cm langen Darmschlinge werden Polyvinylkanülen vom 3,5 cm Länge, 0,6 cm Lumendurchmesser und 1,4 cm Durchmesser des Ansatzstücks eingeführt (Abb. 1). Die Kanülenoberfläche ist spiralförmig leicht gefurcht. Die Kanülenbasis besteht aus dünnem rostfreiem Blech, dessen beide Seiten mit einer Polyvinylschicht überzogen sind. Die auf diese Weise hergestellten Kanülen sind gegen den Darmsaft resistent, behalten ihre Form bei und reizen nicht die Darmschleimhaut. Nach Befestigung (Abb. 2) werden die Kanülen aus der Bauchwand, in rückwärtiger Richtung, herausgeführt, wo sie mittels Tabakbeutelnaht befestigt werden. Die Bauchhöhle wird durch Anlagen von Etagennähten geschlossen. Die Furchung der Kanülenoberfläche verhindert das Herausschlüpfen der Kanülen aus der Bauchwand.

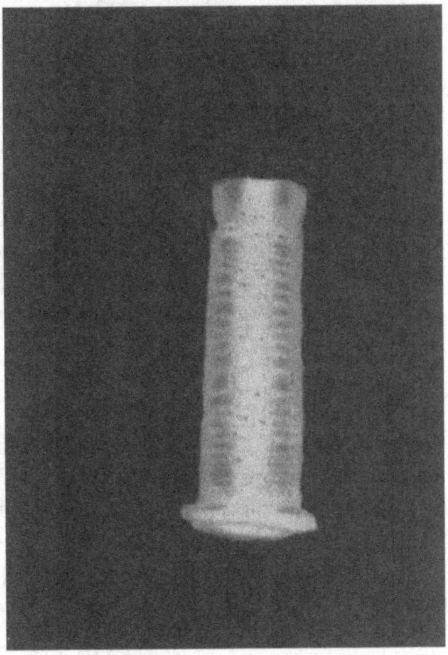

Abb. 1. Polyvinylkanüle.

Die auf diese Weise operierten Tiere vertragen die Operation gut: 100% der Tiere gesunden; die Kanülen bleiben über zwei Monate auf ihren Stellen. In manchen Fällen werden die Kanülen, infolge sich an der Befestigungsstelle des Darmes mit der Kanüle bildender käsiger Degeneration, ausgestoßen. Die perfundierte Darmschlinge zeigt keinerlei degenerative Veränderungen.

Der Gesundheitszustand der Tiere ist binnen 4—5 Tagen wiederhergestellt, so daß sie dann zum Experimentieren fertig sind.

Die Perfusionen der Darmschlinge werden nach Fixierung der Tiere auf einem Spezialgestell in aufrechtem (stehendem) Zustand (Abb. 3) vorgenommen. An die eine Kanüle wird ein Gummiröhrchen befestigt, das mit dem Lösungsrezipienten verbunden ist; zwischengeschaltet ist eine Martinsche Tropfkugel. Durch Regulieren und Stabilisieren der Tropfzahl der Lösung wird ein kontinuierlicher gleichmäßiger Flüssigkeitsstrom durch die Darmschlinge erzielt. Das andere Ende der Kanüle wird mit einer Gummiröhre verbunden, die die Perfusionsflüssigkeit in ein graduiertes Reagenzröhrchen überleitet.

Die Perfusion wird mit 10 ml Lösung des Ausgangseiweißhydrolysats, mit isotonischer Lösung 1 : 10 verdünnt, durchgeführt. Perfusionsdauer 30 Minuten. Die

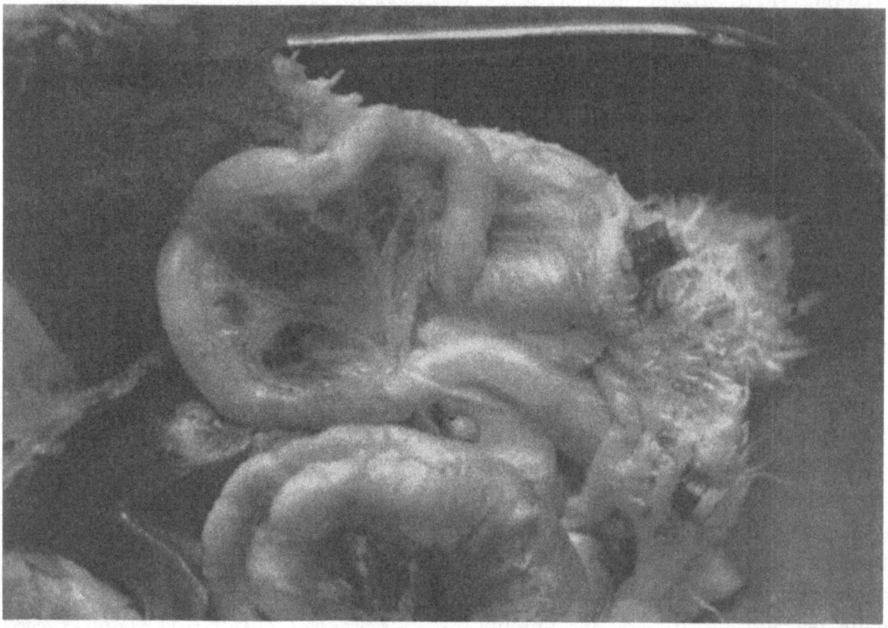

Abb. 2. Lage der Kanüle

Differenz zwischen der eingeführten und der im Persufat verbliebenen Eiweißhydrolysatmenge gibt die Menge des resorbierten Eiweißhydrolysats an. Die wirklich resorbierte Menge errechnet man jedoch, wenn man von der resorbierten Hydrolysatmenge die Eiweißmenge abzieht, welche sich in dem bei der Kontrollperfusion der Darmschlinge mit isotonischer Lösung erhaltenen Darmsaft befindet.

Das Eiweißhydrolysat wird nach der üblichen in den Laboratorien angewandten Methode von Ferrando gewonnen: 50 g Kasein werden mit 250 ml 25% H_2SO_4 im Autoklav bei 120 °C 8—12 Stunden hydrolysiert. Die Schwefelsäure wird alsdann mit etwa 341 g $Ba(OH)_2 \cdot 8H_2O$ neutralisiert und das p_H der Lösung auf 5,3 gebracht. Ein etwaiger Bariumhydratüberschuß wird durch Zusatz einer kleinen Menge Schwefelsäure entfernt. Die auf diese Weise erhaltene Lösung wird mittels Büchnertrichters filtriert, der Rückstand wird mit doppeltdestilliertem Wasser gewaschen; Filtrat und Waschwasser werden vereinigt und mit Wasser auf 400 ml verdünnt ($p_H = 3{,}5$). Diese Lösung wird durch 30 Minuten anhaltendes Schütteln mit aktiver Kohle geklärt. Nach erneutem Filtrieren wird das nunmehr klare strohfarbene Filtrat auf p_H 6,8 neutralisiert und die Lösung abermals filtriert, bis 500 ml mit Wasser verdünnt, sterilisiert und im Kühlschrank aufbewahrt.

Die quantitative Bestimmung der N-Gehaltes des Eiweißhydrolysats erfolgte nach dem Mikrokjeldahlverfahren.

Die Veränderung des p_H des zur Perfusion verwendeten Eiweißhydrolysats wird durch Zitronensäure und Natriumkarbonat und die Veränderung des Kohlendioxydgehaltes mit n/10 salzsaures NH_4Cl-Lösung und Na_2CO_3 herbeigeführt.

Zur Verminderung des Kohlendioxydgehaltes bekommen die Tiere 5 Tage lang 1 g Ammoniumchlorid je Tag und Kopf ins Futter zugesetzt sowie zusätzlich, unmittelbar vor der Perfusion, 50 ml n/10 HCl/kg Körpergewicht intravenös. Dagegen gibt man zur Erhöhung des Karbonatpufferniveaus 1 g/kg Lebendgewicht $NaHCO_3$

Das Kohlendioxydvolumen im Blut wird mit dem Apparat von Van Slyke gemessen

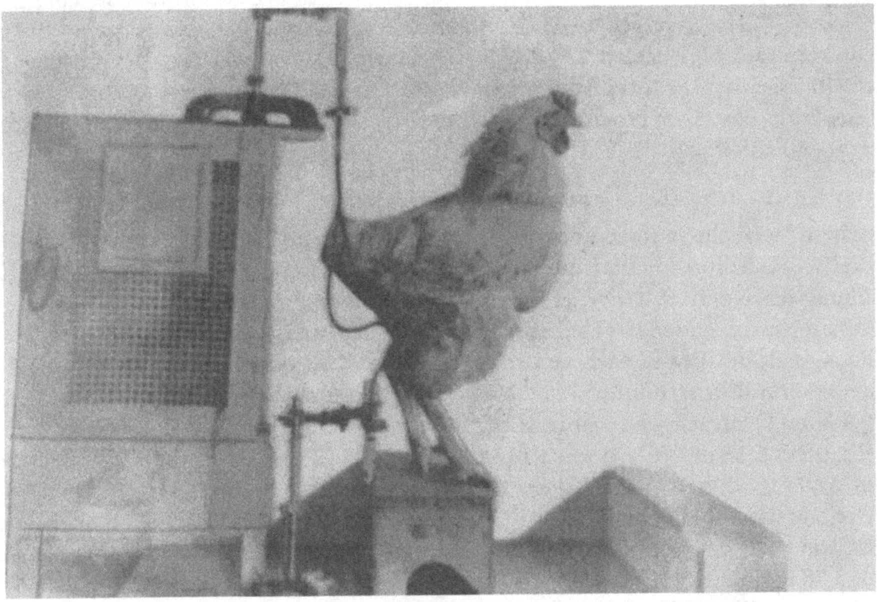

Abb. 3. Fixierung des Tieres mit Darmkanüle im Spezialgestell

Ergebnisse

Normale Resorption. Den Ausgangspunkt zur Bestimmung der Resorption unter verschiedenen Bedingungen bildet die Feststellung der normalen Resorption. Als einer der ersten Faktoren, die den Resorptionsgrad bestimmen, muß die H-Ionenkonzentration des Darminhaltes gelten. Die Untersuchungen zahlreicher Autoren zeigen, daß beim Huhn der p_H-Wert des Darmsaftes unter 7 liegt. So beträgt nach STURKIE [18] der p_H-Wert im Zwölffingerdarm 5,76, im Leerdarm 5,7, im Krummdarm 6,2—6,4 usw., dagegen nach DUKES [4] 6,31 (5,64—7,2) im Zwölffingerdarm, 7,04 (6,12—8,01) im Leerdarm, 7,59 (6,93—8,42) im Krummdarm usw.

Unsere Untersuchungen zeigen, daß bei dem Fütterungsregime, dem die Tiere unterworfen waren, der p_H-Wert in der Leerdarmgegend durchschnittlich 6,5—6,8 beträgt.

Wir wählten die mittlere Reaktion im Dünndarm, da sie in unseren Versuchen typisch ist (p_H 6,8) und für uns als normale Reaktion gilt. Die Ergebnisse der bei dieser Reaktion durchgeführten Eiweißhydrolysatresorptionsversuche sind in Tabelle 1 angegeben. Wie daraus ersichtlich, werden von der durch das Eiweißhydrolysat reingeführten mittleren Menge (8,4 mg) Stickstoff 5,5 mg resorbiert. Das sind durchschnittlich 66%; d. h. ungefähr soviel wie bei den Säugetieren. Die p_H-

Reaktion des Eiweißhydrolysats verändert sich während der 30minutigen Dauer der Perfusion der Darmschlinge nicht. Die isotonische Lösung, in der das Hydrolysat gelöst ist, wird in fast gleicher Menge resorbiert.

Resorption bei veränderter p_H-Reaktion des Eiweißhydrolysats

Der p_H-Wert der Perfusionsflüssigkeit wird, bei sonst gleichbleibenden Bedingungen (Konzentration der Eiweißlösung, Perfusatmenge usw.), in zwei Richtungen verändert: unter und über den optimalen p_H-Wert von 6,8. Die Senkung des p_H erfolgt in zwei Stufen: p_H 4 und p_H 2,6. Die bei dieser Resorption gewonnenen Angaben (Tab. 1) zeigen, daß der Resorptionsgrad zurückgeht: bei p^H 4 durchschnittlich auf 58,2% und bei p_H 2,6 auf 51,6%. Das Alkalisieren der Lösung geschieht ebenfalls in zwei Stufen: auf p_H 8 und p_H 10. Bei diesen Werten ist die Resorption des Eiweißhydrolysats vermindert, und zwar bei p_H 8 auf 59,0% und bei p_H 10 auf 49,2% (Tab. 1).

Resorption bei veränderter Kapazität des CO_2 im Blut

Diese Versuche wurden ebenfalls in zwei Richtungen geführt: Verminderung des $NaHCO_3$-Gehaltes im Blut durch Erhöhung der Azidität des Organismus und Erhöhung des $NaHCO_3$-Gehaltes durch Alkalisieren des Organismus.

Die entsprechenden Ergebnisse (s. Tab. 2) zeigen, daß in Gruppe II, bei gesenktem CO_2-Gehalt des Blutes nach peroraler Aufnahme von Ammoniumchlorid, die CO_2-Menge von durchschnittlich 62,2 Vol.-% (dem normalen Stande bei Hühnern) auf 32,9 Vol.-% zurückgeht, während sich das resorbierte Eiweißhydrolysat von durchschnittlich 5,58 mg (der normal resorbierten Menge bei Einführung von 8,48 mg) auf 4,69 mg, d. h. von 66,7% auf 55,6%, vermindert. Bei weiterer Erhöhung der Azidität mit n/10 HCl ist die CO_2-Senkung noch größer — bis 13,5 Vol.-%. Erheblich ist dann auch die Verminderung der resorbierten Eiweißhydrolysatmenge, nämlich auf 3,78 mg oder 41,6%.

Im umgekehrten Fall, d. h. wenn die CO_2-Menge im Blut durch zusätzliche intravenöse Einführung von $NaHCO_3$ erhöht wird (Gruppe I), steigt der CO_2-Gehalt auf 142,7 Vol.-%, gegen 65,3 Vol.-% im Normalzustand vor dem Versuch. Die Resorption ist dabei stark vermindert: von 5,14 mg Eiweißhydrolysat (normale Resorption bei 65,3 Vol.-% CO_2) auf 2,76 mg, oder 32,4%.

Diskussion der Ergebnisse

Unsere Versuchsergebnisse (bei Hühnern) zeigen, daß die Menge des resorbierten Eiweißhydrolysats, je nach dem p_H der zur Perfusion der Darmschlinge verwendeten Lösung, verschieden ist, und bestätigen den von DANIELLI [3] geäußerten Gedanken zur Theorie der Zellpermeabilität, daß die Durchlässigkeit an den Grenzflächen der Gewebe vom p_H des Mediums abhängt. Nach diesem Autor soll das Durchdringen durch die Membranen des Organismus von dem Vorzeichen und der Größe der elektrostatischen Ladung des Aminosäuremoleküls abhängen; die Höhe dieser Ladung ist vom p_H abhängig.

LUDANY [14] beobachtete in seinen in dieser Richtung geführten Versuchen bei intraduodenaler Einführung von 0,35% HCl erhöhte Empfindlichkeit der Zwölffingerdarmschleimhaut auf mechanische und chemische Reize, Stimulation der Dünndarmfunktion, erhöhte Automatie der Darmzotten usw. Damit erklären

Tabelle 1

Eiweißhydrolysatresorption im Hühnerdarm bei pH 2,6—10

Hahn Nr.	Lebendgewicht kg	Gegebenes Hydrolysat ml	Gegebenes Hydrolysat Stickstoff mg	pH 2,6 ml	pH 2,6 resorbiert Stickstoff	pH 2,6 resorbiert %	pH 4 ml	pH 4 resorbiert Stickstoff	pH 4 resorbiert %	pH 6,8 ml	pH 6,8 resorbiert Stickstoff	pH 6,8 resorbiert %	pH 8 ml	pH 8 resorbiert Stickstoff	pH 8 resorbiert %	pH 10 ml	pH 10 resorbiert Stickstoff	pH 10 resorbiert %
1	3,6	10	7,813	9,0	3,377	43,22	8,6	4,179	53,48	7,8	5,126	65,60	8,6	4,578	58,59	10,2	3,555	45,50
2	3,4	10	7,813	7,3	4,606	58,95	6,8	5,427	69,46	6,0	6,275	80,31	7,7	5,492	70,22	10,6	4,827	61,78
3	4,0	10	8,595	7,4	5,121	59,58	6,8	5,363	61,16	6,8	5,727	66,63	9,0	5,123	59,60	10,4	4,852	56,45
4	3,5	10	8,710	7,7	5,777	66,26	8,7	5,840	67,04	8,7	6,102	70,05	8,5	5,531	63,50	11,4	4,852	55,70
5	4,0	10	8,710	9,1	4,141	47,54	8,8	4,616	52,69	7,9	5,216	59,88	8,1	5,017	57,60	10,8	3,479	39,94
6	3,5	10	8,710	4,5	5,352	61,44	4,3	6,148	70,58	5,3	6,713	77,07	5,0	6,193	71,10	8,0	4,185	48,04
7	4,0	10	8,586	8,4	4,499	52,39	7,3	5,100	59,39	7,0	5,740	66,85	6,9	4,898	57,04	9,7	4,713	54,89
8	3,4	10	8,456	8,2	3,538	41,84	8,1	3,675	43,46	8,0	5,151	60,91	7,9	4,730	55,93	9,2	4,028	47,63
9	3,8	10	8,456	7,8	4,090	48,36	7,3	5,376	63,57	8,0	5,847	69,14	9,1	5,358	63,36	11,4	4,252	50,28
10	4,3	10	8,541	8,8	3,628	42,47	8,1	4,220	49,40	8,0	4,619	54,08	9,1	3,685	43,14	10,3	3,228	37,79
11	3,8	10	8,456	7,3	4,549	53,79	7,0	4,947	58,50	6,3	5,321	62,92	7,5	4,924	58,23	8,0	4,570	54,04
12	3,8	10	8,582	8,0	3,667	42,72	11,7	4,160	48,47	9,8	5,266	61,36	9,9	4,396	51,22	12,5	3,373	39,30
Durchschnitt		10	8,452	7,7	4,362	51,60	7,8	4,924	58,25	7,4	5,592	66,16	8,1	4,994	59,08	10,2	4,160	49,21

Tabelle 2

Eiweißhydrolysatresorption im Hühnerdarm bei verändertem Kohlendioxydgehalt des Blutes

Gruppe	Lebend-gewicht kg	Gegebenes Hydrolysat		CO_2 im Blut Vol.-%	Normale Resorption			CO_2 im Blut Vol.-%	Alkalisierung durch 1 g/kg $NaHCO_3$ intravenös			CO_2 im Blut Vol.-%	Erhöhung der Azidität durch 1 g NH_4Cl (Dauer 5 Tage)			CO_2 im Blut Vol.-%	Weitere Erhöhng der Azidität durch 50 ml/kg n/10 HCl intravenös		
						resorbiert				resorbiert				resorbiert				resorbiert	
		ml	Stickstoff mg		ml	Stickstoff mg	%		ml	Stickstoff mg	%		ml	Stickstoff mg	%		ml	Stickstoff mg	%
Kontrolle	4,0	10	8,595	58,4	8,4	5,443	64,0	—	—	—	—	—	—	—	—	—	—	—	—
	3,5	10	8,710	61,6	8,2	5,057	58,1	—	—	—	—	—	—	—	—	—	—	—	—
	4,0	10	8,586	57,4	8,8	5,566	64,8	—	—	—	—	—	—	—	—	—	—	—	—
	3,4	10	7,813	60,7	7,6	5,569	61,7	—	—	—	—	—	—	—	—	—	—	—	—
	Durchschnitt	10	8,426	59,5	8,2	5,465	62,1	—	—	—	—	—	—	—	—	—	—	—	—
I	3,8	10	8,456	64,7	8,0	5,845	69,2	158,0	13,4	2,887	34,1	—	—	—	—	—	—	—	—
	4,3	10	8,541	66,6	8,1	4,151	48,6	142,3	12,8	2,558	29,9	—	—	—	—	—	—	—	—
	3,8	10	8,456	69,1	6,3	5,321	62,9	136,0	11,8	2,752	32,5	—	—	—	—	—	—	—	—
	3,8	10	8,582	71,4	9,8	5,266	61,4	124,0	13,6	2,871	33,4	—	—	—	—	—	—	—	—
	Durchschnitt	10	8,587	65,3	8,5	5,145	65,2	142,7	12,9	2,767	32,4	—	—	—	—	—	—	—	—
II	4,0	10	8,586	59,3	7,0	5,741	67,0	—	—	—	—	31,4	6,2	4,713	54,9	12,0	7,2	3,683	42,9
	3,4	10	8,456	55,7	7,7	5,415	65,2	—	—	—	—	33,3	7,8	4,260	50,5	20,0	7,6	3,899	46,1
	3,8	10	8,456	64,7	8,0	5,847	69,2	—	—	—	—	36,3	5,9	4,995	59,1	12,0	6,2	3,968	38,8
	3,8	10	8,456	69,1	6,3	5,321	62,9	—	—	—	—	30,8	8,1	4,914	58,1	10,2	8,8	3,284	38,8
	Durchschnitt	10	8,488	62,2	7,2	5,581	66,7	—	—	—	—	32,9	8,0	4,695	55,6	13,5	7,9	3,785	41,6

FAITELBERG und MEDVEDEV [20] die erhöhte Zuckerresorption im Darm bei gesenktem p_H des Darminhaltes. Diese Angaben stehen aber im Widerspruch zu den Untersuchungen von PONZ [16], der in diesen Fällen, eine verminderte Resorption feststellt. Was Eiweiß, Fette, Wasser usw. betrifft, so verweist FAITELBERG [20] selbst in seiner Monographie über die Resorption im Verdauungsapparat darauf, daß man die Bewegung der Darmzotten nicht mit ihrer Resorptionstätigkeit in Verbindung bringen darf. Ihre Rolle hier bleibt ungeklärt. Infolgedessen lassen sich die von uns gewonnenen Angaben über die verminderte Resorption des Eiweißhydrolysates im Vogeldarm bei erhöhtem oder gesenktem p_H gegenüber der optimalen Reaktion (p_H 6,8) nicht mit der motorischen Tätigkeit der Därme und ihre Organoide in Zusammenhang bringen. Wahrscheinlicher dürfte es sein, daß wir es hier mit einer Störung der Prozesse zu tun haben, die mit der vorübergehenden Umsetzung der Aminosäuren zusammenhängen. Dies sind Prozesse, wie man sie bei der Zuckerresorption beobachtet. Hier handelt es sich sicherlich um eine Störung der fermentativen Zuckerphosphorylierung in der Darmwand, Was die Phosphorylierung der Aminosäuren anbelangt, so hatten KAMIN und HANDLER [13] als erste diese Vermutung, die dann von SISOVA [23] an Ratten durch zusätzliche Einführung von Phosphat und ATP experimentell bestätigt wurde. Die Autorin stellte eine erhöhte Resorption der Aminosäuren und der labilen Phosphorverbindungen in der Darmwand unter aeroben Bedingungen fest. Darüber hinaus bewies sie, daß die intensivste Zunahme der labilen Phosphate zeitlich mit der höchsten Resorption der Aminosäuren zusammenfällt. p_H-Änderungen verändern die Aktivität der an der Phosphorylierung beteiligten Fermente bei der Resorption der Kohlehydrate.

Bei dem bestehenden Parallelismus zwischen der Resorption der Aminosäuren und der Kohlehydrate deutet alles darauf hin, daß es sich hier wahrscheinlich um eine veränderte Fermentaktivität handelt.

Eine verminderte Resorption war auch bei erhöhter Azidität des Organismus bemerkbar (der Resorptionsgrad wurde nach Senkung der Bikarbonatreserven im Organismus bestimmt). Die von uns gewonnenen Angaben stimmen mit den Ergebnissen von MORGUN [21] überein, der sie unter anderen Bedingungen (Erhöhung der Azidität des Organismus durch Ermüdungsprodukte) erhalten hat. Die bei verstärkter Bewegung freigestellten Metabolite sowie ihre schwierige Entfernung aus dem Körper führt zu einem gesenkten p_H des Darminhaltes und von hier aus zu einer verminderten Resorption.

Dasselbe Resultat erhält man auch bei Alkalisierung des Organismus durch Einverleibung von $NaHCO_3$. Unseres Erachtens liegt auch hierbei eine fermentative Störung der Darmwand vor, was eine Folge der veränderten optimalen Reaktion im Organismus ist.

Die mit der Resorption der Aminosäuren bei veränderter optimaler Reaktion der Fermentsysteme zusammenhängenden chemischen Prozesse in der Darmwand sollen Gegenstand einer weiteren Untersuchung sein.

Zusammenfassung

1. An 24 einjährigen Hähnen der Rassen Weiße Plymouth-Rocks und Cornish mit Thiry-Vellascher Darmschlinge wurden Versuche zur Feststellung der Eiweiß-

hydrolysatresorption bei verschiedener p_H-Reaktion im Darm und verschiedenem p_H des Organismus durchgeführt.

2. Bei optimaler Reaktion im Dünndarm (p_H 6,8) werden 66% des perfundierten Eiweißhydrolysats resorbiert.

3. Bei Senkung des p_H des Eiweißhydrolysats auf 4,0 und 2,6 vermindert sich die Resorption entsprechend auf 58,2% und 51,6% der eingeführten Hydrolysatmenge.

Bei Alkalisierung der Lösung auf p_H 8 und p_H 10 ist ebenfalls eine verminderte Resorption des Eiweißhydrolysats feststellbar. Sie beträgt bei p_H 8--59,0% und bei p_H 10—49,2% der eingeführten Menge.

4. Durch Veränderung des Karbonatpufferniveaus im Blut wird die Resorption gehemmt. Nach Erhöhung der Azidität des Organismus, wobei der Kohlendioxydgehalt auf 32 Vol.-% zurückgeht (Norm 65,3 Vol.-%), vermindert sich auch die Resorption auf 55,6%. Bei weiterer Erhöhung der Azidität, wenn dieKohlendioxyde auf 13,5 Vol.-% heruntergehen, erreicht die Resorption 41,6% der Norm.

Noch niedriger ist die Resorption bei Alkalisierung des Organismus. Erhöht man den Kohlendioxydgehalt des Blutes auf 142,7 Vol.-%, d. h. auf das Doppelte der Norm, so vermindert sich die Resorption auf 32,4%, d. h. auf die Hälfte ihres normalen Wertes.

Literatur

[1] AGAR, W., HIRD, F., a. G. SIDHU: J. Physiol., 1953, 121, 2, 255
[2] CLARKE, E., GIBSON, Q., SMYTH, D. a. G. WISEMAN: J. Physiol., 1950 III, 19
[3] DAVSON, H., a. J. DANIELLI: The permeability of natural membranes, Cambridge, 1952
[4] DUKES, H.: The Physiology of domestic animals, London, 1955
[5] FRIDHANDLER, L. a. J. QUASTEL: Arch. Biochem. Biophys., 1955, 56, 2, 424
[6] GIBSON, Q., a. G. WISEMAN: Biochem. J., 1951, 48, 426
[7] HARTMANN, F., LENZ, H., LOPEZ-CALLEJA, und H. MÜNZENBERG: Arch. exp. Path. u. Pharmakol. 1956, 228; 113
[8] HOWARD, J., NEWMAN, D., und M. TAYLOR: Am. J. Vet. Res., 1958, 19, 71, 473
[9] IVANOV, N.: Rev. Esp. Fisiologia, 1958, 14, 4, 193
[10] IVANOV, N.: C. r. Soc. Biol., 1958, 152, II, 1541
[11] JERVIS, E., a. D. SMYTH: J. Physiol., 1959, 149, 433
[12] JERVIS, E., a. D. SMYTH: J. Physiol., 1959, 145, 57
[13] KAMIN, R., a. PH. HADLER (zit. n. Sišova): Biochemie, 1956, 21, I, 111
[14] LUDANY, G., und T. GATI: Acta Physiol. Hungar., 1959, 26, 4, 315
[15] PAINE, C., HOWARD, J., NEWMAN, D., und M. TAYLOR: Am. J. Physiol., 1959, 197, I, 9
[16] PONZ, FR.: Rev. Esp. Fisiologia, 1950, VI, 4, 255
[17] STURKIE, D.: Avian Physiology, New York, 1954
[18] WISEMAN, G.: J. Physiol., 1954, 124, 414
[19] WRIGHT, S.: Applied Physiology, London, 1956
[20] FAITELBERG, R.: Resorption im Verdauungsapparat, Moskau, 1960 (russ.)
[21] MORGUN, E.: Ernährungsfragen, 1921, 2, 22 (russ.)
[22] TITAEV, A.: zitiert nach FAITELBERG, R.: Resorption im Verdauungsapparat, Moskau, 1960 (russ.)
[23] ŠIŠOVA, O.: Biochemie, 1956, 21, I, 111 (russ.)

FSC
www.fsc.org
MIX
Papier | Fördert gute Waldnutzung
FSC® C083411

Zeitfracht Medien GmbH
Ferdinand-Jühlke-Straße 7
99095 Erfurt, Deutschland
produktsicherheit@kolibri360.de